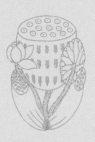

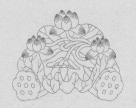

逗号张文化
爱家爱健康
国医养生系列

独穴按摩
一步见效

专家视频演示版

北京中医药大学教授、博士生导师
李志刚◎编著

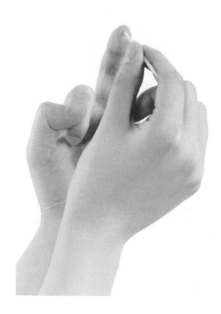

电子工业出版社·
Publishing House of Electronics Industry
北京·BEIJING

图书在版编目（CIP）数据

独穴按摩 一步见效：专家视频演示版 / 李志刚编著. — 北京：电子工业出版社，2020.6

（爱家爱健康 . 国医养生系列）

ISBN 978-7-121-31926-6

Ⅰ . ①独… Ⅱ . ①李… Ⅲ . ①穴位疗法－图解 Ⅳ.①R245.9-64

中国版本图书馆CIP数据核字(2020)第076526号

逗号张文化创意
13910136213
全案策划

责任编辑：刘　晓

特约编辑：贾敬芝

印　　刷：北京富诚彩色印刷有限公司

装　　订：北京富诚彩色印刷有限公司

出版发行：电子工业出版社

　　　　　北京市海淀区万寿路173信箱　　邮编：100036

开　　本：880×1230　1/32　印张：7.5　字数：312千字

版　　次：2020年6月第1版

印　　次：2023年12月第7次印刷

定　　价：49.90元

凡所购买电子工业出版社图书有缺损问题，请向购买书店调换。若书店售缺，请与本社发行部联系，联系及邮购电话：（010）88254888，88258888。

质量投诉请发邮件至zlts@phei.com.cn，盗版侵权举报请发邮件至dbqq@phei.com.cn。

本书咨询联系方式：QQ 307188243。

人体健康和经络息息相关。《黄帝内经》中说："经脉者，所以决死生，处百病，调虚实，不可不通。"经络内联脏腑、外络四肢百骸，是人体运行气血的重要通道；而穴位恰似经络上密布的"阀门"，不仅可以检查经络通畅与否，还可以协助诊断、防治疾病，强身健体。

为了方便读者学习和使用经络穴位，编者以我国几千年以来的医疗保健知识为基础，归纳总结了超简单的"独穴按摩法"：无须复杂的配穴和按摩手法，只需找准特定穴位按摩，就能起到不错的保健祛病疗效。

本书自第二章开始，分五章介绍了急救、止痛、消疲、祛疾、养生方面的穴位按摩方法，每一个穴位对应着特定疗效，并附上按摩方法，简便、易学、有效，特别适合初学者使用。书中还配有大量穴位定位取穴图片、按摩操作图示，通过扫描书中二维码，可以看专家演示视频，初学者很容易上手。

本书内容简单易记、实用有效，即使随手翻阅也能收获不少独穴按摩的秘诀。希望这些祛病保健知识，能为您的健康保驾护航。

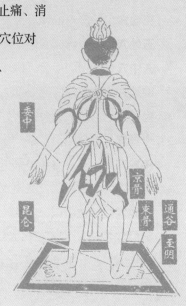

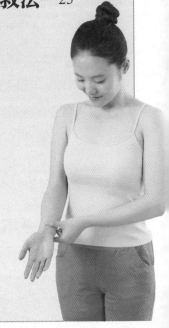

第六章

养生独穴，坚持按摩效果好······203

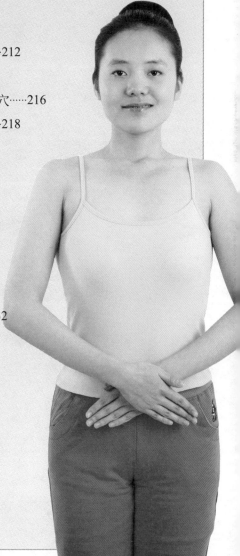

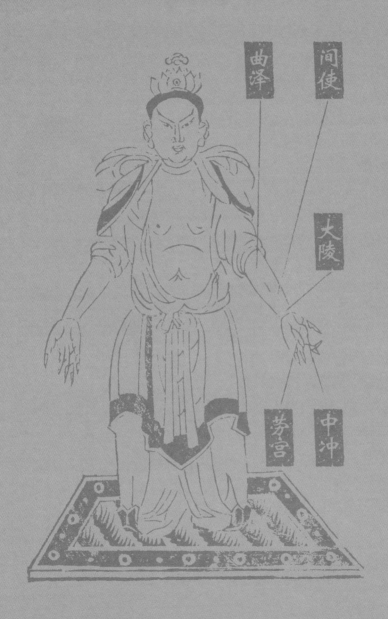

曲澤　間使　大陵　中冲　劳宫

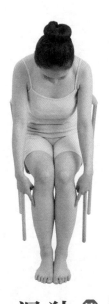

第一章

独穴按摩，

调护全家

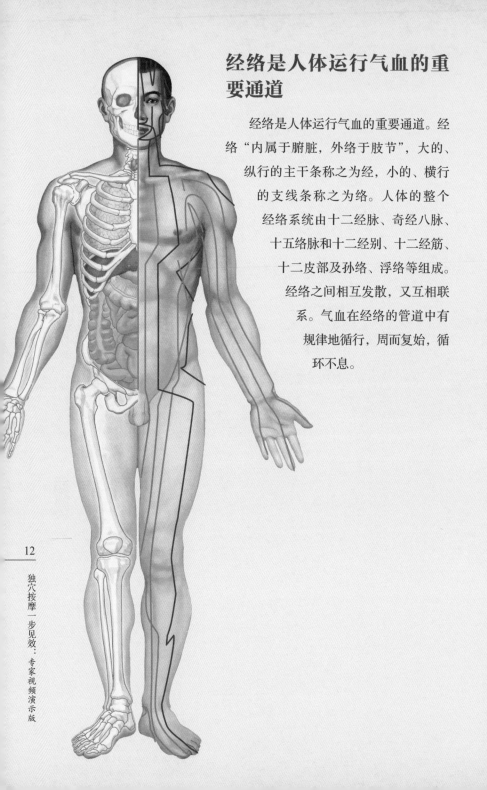

经络是人体运行气血的重要通道

经络是人体运行气血的重要通道。经络"内属于腑脏，外络于肢节"，大的、纵行的主干条称之为经，小的、横行的支线条称之为络。人体的整个经络系统由十二经脉、奇经八脉、十五络脉和十二经别、十二经筋、十二皮部及孙络、浮络等组成。经络之间相互发散，又互相联系。气血在经络的管道中有规律地循行，周而复始，循环不息。

经络是联系脏腑、沟通内外的重要通道

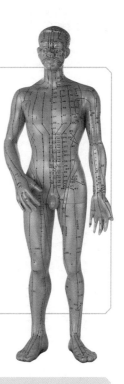

　　人体的五脏六腑、五官九窍、皮肉筋骨等器官组织保持相对的协调与统一，完成正常的生理活动，需要依靠经络系统的联系沟通而实现。经络中的十二经脉、十二经别与奇经八脉、十五络脉，纵横交错，入里出表，通上达下，联系人体各脏腑组织；十二经筋、十二皮部联系肢体筋肉皮肤；浮络和孙络联系人体各细微部分。这样，经络系统将人体联系成了一个有机的整体。

　　经络的联络沟通作用，还体现在经络具有传导功能上。体表感受病邪及各种刺激，可传导于脏腑；脏腑的生理功能失常，亦可反映于体表。这些都是经络联络沟通的具体表现。

经络能运行气血、营养全身

　　气血是人体生命活动的物质基础，全身的器官组织只有得到气血的温养和濡润，才能完成正常的生理功能。经络是人体气血运行的通道，能将营养物质输送到全身各脏腑组织，使脏腑组织得以营养，筋骨得以濡润，关节得以通利。

经络能抗御病邪、保卫机体

　　营气行于脉中，卫气行于脉外。经络行气血而使营卫之气密布周身，在内和调于五脏，洒陈于六腑，在外抗御病邪，防止内侵。外邪侵犯人体由表及里，先从皮毛开始。卫气充实于络脉，络脉散布于全身而密于皮部，当外邪侵犯机体时，卫气首当其冲发挥其抗御外邪、保卫机体的屏障作用。如《黄帝内经》所说："夫邪之客于形也，必先舍于皮毛，留而不去，入舍于孙脉，留而不去，入舍于络脉，留而不去，入舍于经脉，内连五脏，散于肠胃。"

　　所以，经络的通畅与否直接关系到气血是否能顺利到达需要的地方，经络不通则百病生。疏通经络最简单的方法就是循经按摩，按摩经络上的关键穴位，就可以起到疏通经络的作用。

穴位是经络上密布的"阀门"

穴位是气血停留汇聚的地方，是与深部组织器官密切联系、互相"输通"的特殊点。如果把经络比作管道，那么穴位就是管道上密布的阀门。

经络系统潜藏在人体中，它不仅展示了人体正常生命活动的运行规律，同时也提供了保护人体正常生命活动的自疗工具——穴位。

穴位可以协助诊断疾病

穴位是人体脏腑经络气血输注的特殊部位，当人体的脏腑组织和经络功能失调时，相应的穴位就会有所反应。通过观察和试探这些反应可以协助诊断疾病。

压痛是最常见的病理反应，比如肠胃疾病患者常在足三里、上巨虚、天枢等穴位处出现明显的压痛反应。除了压痛，还有隆起、凹陷、脱屑、皮下结节、丘疹、瘀斑及局部皮肤色泽和温度改变等反应，反应部位大多在原穴、背俞穴、腹募穴、郄（xi）穴、下合穴等特定穴位处。

刺激穴位可以预防和治疗疾病

刺激穴位，可以疏通经络、调和气血、平衡阴阳、协调脏腑，达到预防和治疗疾病的目的。穴位对于疾病的治疗作用主要体现在近治作用、远治作用、特殊作用这三方面。

近治作用是指所有的穴位都能治疗它们所在部位及邻近组织和器官的疾病，比如眼睛周围的睛明、承泣、四白、鱼腰、太阳等穴位都能治疗眼疾，胃部的中脘、建里、梁门等穴位均能治疗胃病。

远治作用是指许多穴位，特别是十二经脉在四肢肘膝关节以下的穴位，不仅能治疗局部疾病，还能治疗远离穴位所在部位的疾病。比如足三里穴不但能治下肢病，还能治肠胃及身体更高部位的疾病。

特殊作用是指有些穴位对某种疾病具有特殊的治疗作用，比如合谷止痛、内关止呕、大椎退热、至阴矫正胎位等。此外，某些穴位对机体起着良性的双向调节作用，比如高热患者针刺大椎可退热，而恶寒患者针刺大椎可发汗。

合理地利用穴位与经络之间的关系，是按摩穴位治疗疾病的基础。

多种方法精准取穴

　　人体穴位数百，位置功用各有不同，想要事半功倍，首先得找准穴位位置。取穴是否准确，将直接影响治疗效果。在穴位定位方面，现代临床常用以下4种方法。

体表标志法

　　体表标志法是利用五官、毛发、指甲、乳头、脐窝、骨关节等处及肌肉隆起等部位作为取穴标志来定位穴位的方法，也叫体表解剖标志定位法。此法又分以下两类。

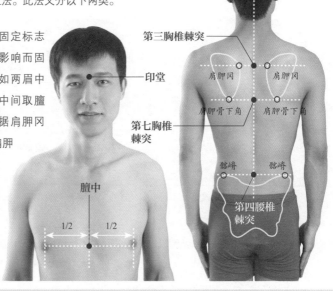

　　1. 固定标志： 固定标志是指不受人体活动影响而固定不移的标志，比如两眉中间取印堂、两乳头中间取膻中等。此外，可依据肩胛冈平第三胸椎棘突，肩胛骨下角平第七胸椎棘突，髂嵴平第四腰椎棘突等，来定位背腰部的穴位。

第三胸椎棘突

印堂

肩胛冈　　肩胛冈

第七胸椎棘突

肩胛骨下角　肩胛骨下角

膻中

髂嵴　　髂嵴

第四腰椎棘突

1/2　　1/2

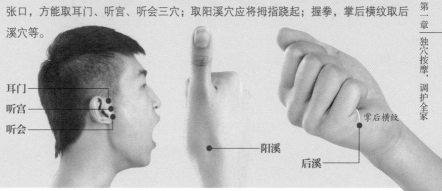

　　2. 活动标志： 活动标志是指需要采取相应的动作姿态才能出现的标志，比如要张口，方能取耳门、听宫、听会三穴；取阳溪穴应将拇指跷起；握拳，掌后横纹取后溪穴等。

耳门
听宫
听会

掌后横纹

阳溪

后溪

骨度折量定位法

骨度折量定位法也叫骨度分寸法，以体表骨节为主要标志，把人体不同部位的长度和宽度定出分寸，以此折算量取穴位。

部位	起止	骨度分寸	度量方式	注意
头部	前发际正中至后发际正中	12寸	直寸	若发际线不明显，可将眉心至大椎作18寸，则眉心至前发际3寸，大椎至后发际3寸
	耳后两乳突（完骨）之间	9寸	横寸	用于确定头后部经穴的横向距离
胸腹部	胸骨上窝（天突）至胸剑联合（歧骨）	9寸	直寸	胸部直寸一般根据肋骨计算，胸剑联合（歧骨）每一肋骨折作1寸6分，其中天突至璇玑作1寸算
	歧骨至脐中	8寸	直寸	
	脐中至耻骨联合上缘	5寸	直寸	
	两乳头之间	8寸	横寸	胸腹部取穴的横寸，可根据两乳头之间的距离折量，女性可用锁骨中线代替两乳头之间的横寸
背腰部	大椎以下至尾骶	21椎	直寸	背部可根据脊椎取穴，肩胛骨下角相当于第七胸椎棘突
	肩胛骨内上缘至后正中线	3寸	横寸	
上肢部	腋前纹头至肘横纹	9寸	直寸	用于确定前臂部经穴的纵向距离
	肘横纹至腕掌侧横纹	12寸	直寸	
下肢部	耻骨联合上缘至股骨内侧髁上缘	18寸	直寸	用于足三阴经的骨度分寸
	胫骨内侧髁下缘至内踝尖	13寸	直寸	
	股骨大转子至腘横纹	19寸	直寸	用于足三阳经的骨度分寸
	臀横纹至膝中	14寸	直寸	
	腘横纹至外踝尖	16寸	直寸	
	外踝高点至足底	3寸	直寸	

独穴按摩一步见效：专家视频演示版

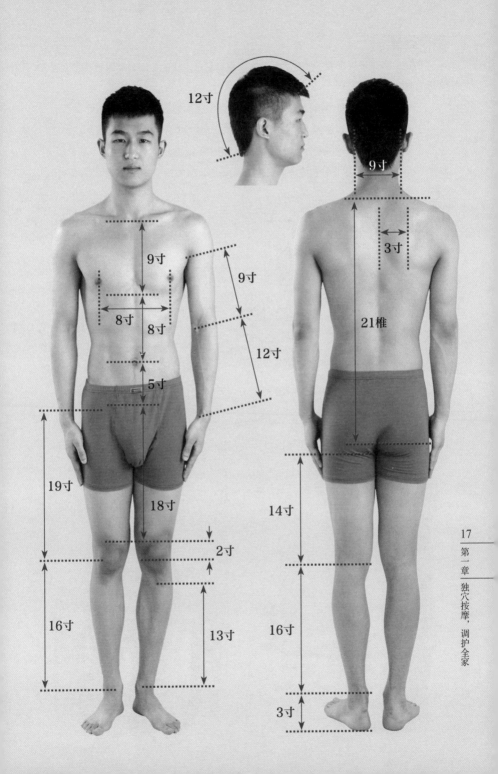

12寸

9寸

9寸

8寸 8寸

9寸

12寸

5寸

9寸

3寸

21椎

19寸

18寸

2寸

14寸

16寸

13寸

16寸

3寸

手指比量法

手指比量法是以患者的手指为标准来测量、定位穴位的方法，又叫指寸定位法。常用的方式有以下三种。

1. 中指同身寸： 屈中指，以患者中指中节两端纹头之间的距离作为 1 寸。

2. 拇指同身寸： 以患者拇指的指间关节（拇指横纹处）的宽度作为 1 寸。

3. 横指同身寸： 将患者食指、中指、无名指和小指四指并拢，以中指中节横纹为标准，画一条横线，四指的宽度作为 3 寸。四指相并名曰"一夫"，故又称"一夫法"。

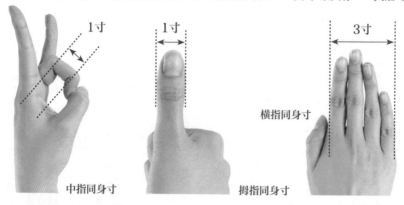

中指同身寸　　　　　拇指同身寸

横指同身寸

简便取穴法

简便取穴法是临床上常用的一种简便易行的取穴方法。比如将两臂自然下垂，在股外侧中指尖处取风市穴；手半握拳，以中指的指尖切压在掌心处取劳宫穴；两耳尖直上连线中点取百会穴等。

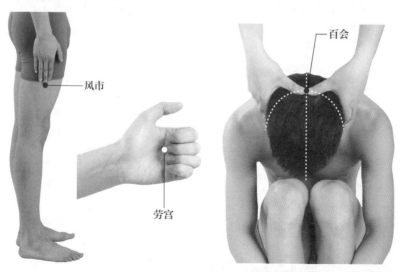

风市

劳宫

百会

独穴按摩一步见效：专家视频演示版

独穴按摩，简单有效

《黄帝内经·素问》中说："形数惊恐，经络不通，病生于不仁，治之以按摩……"医圣孙思邈在《备急千金要方·养性》中提到，每日按摩三遍，一月后百病并除，行及奔马。这些记载均表示，穴位按摩是可以治疗疾病的。

穴位是天赐的身体调节点，既可养生保健，还可辨症祛病。然而穴位按摩要有专业的指导，取穴是否精准到位、穴位功效是否相配、按摩手法是否合宜，都关乎着治疗的效果。本书列举的一百多个穴位，都是通过独穴按摩就能达到高效作用的穴位，在保证疗效的同时，也减轻了读者的学习负担。

穴位经络遍布人体，不仅与脏腑联结，还关系到人的生老病死。独穴按摩可以疏通经络气血、祛除病痛，简单有效，有助于延年益寿。

小贴士：不懂穴位也无妨，哪痛按哪

刚开始接触按摩，搞不清穴位在哪里没有关系，我们可以遵循"哪儿痛按哪儿"的原则来按摩。

身体哪个部位疼痛敏感，就在哪个部位周围按压，力度要由轻到重。我们身上的疼痛点，就是中医按摩中所说的"阿是穴"。按到疼痛的地方时，因为疼痛感很强，你会不由自主地"啊——"一声，然后说"是这里，是这里"，"阿是穴"这个名字就是这么来的。这类穴位一般都随病而定，多位于病变附近，也可在与其距离较远的部位。它不属于任何经脉，也不是传统的穴位，甚至没有固定位置，却是按摩中不可或缺的，在治疗急病时往往有奇效。

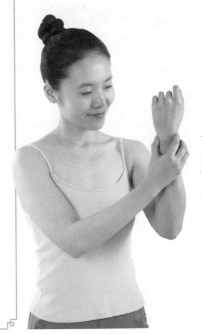

家庭按摩常用手法

按法

按法是指用指尖或手掌作用于人体适当部位，有节奏地一起一落按下的方法。按法可分为单手按法、双手按法及一手压在另一手手背的单手加压按法。单手按法与双手按法多用在两肋和腹部，单手加压按法常用在背部或肌肉丰厚之处。

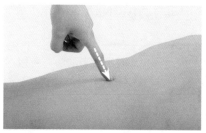 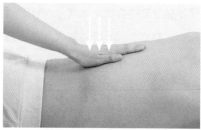

摩法

摩法是用手指或手掌在人体的适当部位予以柔软抚摸的方法。单手摩法可用于上肢和肩端，双手摩法则可用于胸部。此外，摩法还可与按法、推法配合使用。

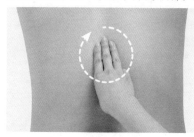 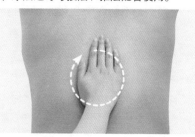

推法

推法是用指、掌、拳面等紧贴治疗部位，以适当的压力进行单方向直线移动的方法。推法可细分为平推、直推、旋推、分推、一指禅推等诸多方式。临床应用时，常在治疗部位涂抹少许介质，使皮肤有一定的润滑度，利于手法操作，防止皮肤破损。推进的速度宜缓慢均匀，每分钟50次左右。

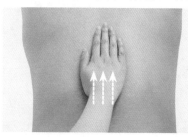 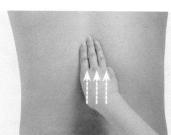

拿法

拿法是用拇指和食指、中指的指腹，或用拇指和其余四指的指腹，相对用力紧捏一定的部位的方法。操作中需要注意，指端要相对用力提拿，带有揉捏动作，力度由轻到重，再由重到轻，不可突然用力。操作时拿取的部位要准，动作要缓和、有连贯性，不能断断续续。

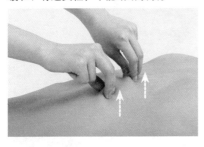

揉法

揉法是用手指或手掌紧贴皮肤，做轻微旋转活动的方法，可分为单手揉和双手揉。对面积小的地方如太阳穴，可用手指揉法；对面积大的部位如腿部、背部，可用手掌揉法。揉法具有消瘀去积、调和血行的作用，局部痛点使用揉法十分合适。

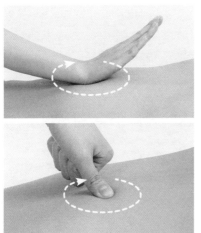

点法

点法是用拇指顶端，或中指、食指、拇指之中节点按某一部位或穴位的方法，具有开通闭塞、活血止痛、调整脏腑功能等作用，常用于治疗脘腹挛痛、腰腿疼痛等。

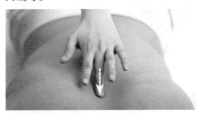

捏法

捏法是利用手指把皮肤和肌肉从骨面上捏起来的方法。捏法和拿法有类似之处，但是拿法要用手的全力，力度要重些；捏法则着重在手指上，力度要轻些。捏法与揉法配合进行效果更佳。

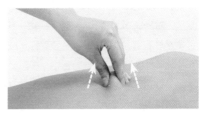

打法

打法是用手在施治部位着力打击的一种按摩操作手法，又叫叩击法。需要注意的是，操作时要用虚掌，一起一落地连续着力击打，力度应均匀。注意年老体弱者及小儿禁用。

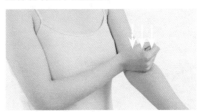

掐法

　　掐法是用拇指或食指指甲，在穴位上反复掐按的方法。常与揉法配合使用，如掐揉人中，须先掐再揉。本法有疏通经络、镇静、安神、开窍的作用。

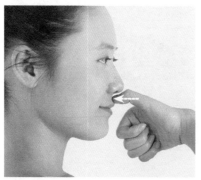

擦法

　　用手掌的大鱼际、小鱼际或手掌掌根部位着力于皮肤上，根据力量大小选择轻重手做来回直线摩动的方法。腕关节要伸直，以肩关节为支点，带动手掌做前后或左右直线往返摩动，不可歪斜。按摩者手掌向下的压力要均匀适中，在摩动时以不使皮肤产生褶皱为宜。本法具有温经通络、行气活血、镇静止痛、提高皮肤温度、增强关节韧带柔韧性等作用。轻擦法多用于按摩开始和结束时，以减轻疼痛或不适感。

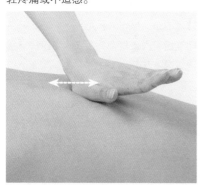

搓法

　　用双手的掌面或掌侧挟住一定部位，相对用力做快速搓揉，并同时做上下往返移动。本法具有调和气血、舒通经络、放松肌肉等作用，适用于四肢及胁肋部。使用此法时，两手用力要对称，搓动要快，移动要慢。

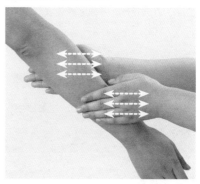

拍法

　　拍打时，两手半握拳或五指并拢，拇指伸直，其余四指的掌指关节屈曲成空心掌，掌心向下。叩击时，两手握空拳，尺侧面（小指一侧）向下；也可用5个手指或3个手指或1个手指指端叩打在一定的部位上。切击时，两手的手指伸直，五指并拢，尺侧面向下。本法具有行气活血、舒筋通络的功效。风湿酸痛、局部感觉迟钝、肌肉痉挛等症适用此法。

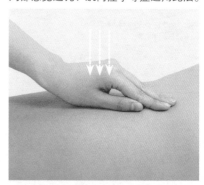

穴位按摩应注意的问题

按摩禁忌证

1. 皮肤表面有病变及皮肤破损，有湿疹、癣、疱疹、脓肿、溃疡性皮肤病、蜂窝织炎、烫伤、烧伤等。

2. 有某些感染性的运动器官病症者，如有骨结核、骨髓炎、丹毒、化脓性关节炎等。

3. 有开放性组织损伤者，有血管、神经吻合术者，以及有诊断不明的急性脊柱损伤或伴有脊髓症者。

4. 有血液病及出血倾向者，如有恶性贫血、血小板减少性紫癜、便血、尿血、外伤性出血及体内有金属固定物等按摩后易引起出血者。严重心脏病及病情危重者也禁用或慎用按摩。

5. 肿瘤、骨折早期、截瘫初期也不宜用按摩。某些急性传染病，如肝炎、肺结核等的患者也不可用按摩。

6. 女性的经期不宜用或慎用按摩。孕妇的腰骶部、臀部、腹部不可按摩。

7. 体质虚弱经不起按摩手法作用者，如久病、年老体弱的人不可用按摩。

按摩的禁忌时间

1. **饭后**：饭后半小时内，人体的血液集中在胃肠，此时若按摩易造成消化不良。

2. **酒后**：喝酒后最好不要按摩，易发生呕吐不适等症状。

3. **饥饿或疲劳时**：人体处于饥饿或疲劳时，体内血糖偏低，按摩反而会耗损能量。

4. **行走时**：走路不要分心，既危险，按摩的效果也不好。

抓住穴位按摩好时机

1. **起床时**：睡眠充足后，早上起床时心态平和，气血平稳，是按摩的最好时机。

2. **洗完澡**：洗完澡后身体的血液循环加快，按摩效果更佳。

3. **睡觉前**：睡前保持放松心态，可以适当地做一些保健按摩，能够促进睡眠。

关于穴位按摩你应做到

1. **按摩前**：按摩前洗净双手，确保指甲不长、不尖锐，手上的饰品应拿下，避免伤及肌肤；双手搓热，可提高按摩功效。患者在按摩前应平复情绪、排空二便（饥饿时或刚进食后均不宜按摩）。

2. **按摩时**：患者要选取最舒适的姿势，一般是正坐位，避免因不良的姿势导致穴位定位不准，或引起气血运行不畅，降低了按摩功效。按摩者的态度要和蔼，思想要集中，不可一边按摩，一边还想着别的事情。

3. **按摩后**：按摩后可饮用适量温开水，促进新陈代谢；避免按摩处受冷受寒。

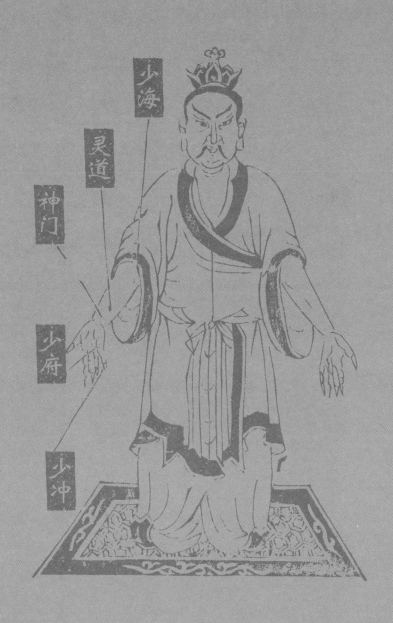

少海
灵道
神门
少府
少冲

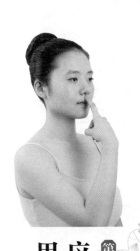

第二章

应急独穴，
用好中医的急救法

《会元针灸学》曾记载："百会者，五脏六腑奇经三阳百脉之所会，故名百会。"百，多的意思；会，交会的意思。百会穴是手三阳经、足三阳经和督脉等多条经脉交会之处，是治疗全身诸病的重要穴位，具有息风醒脑、升阳固脱的功效。

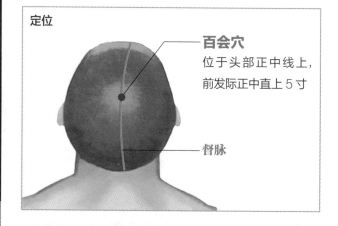

定位

百会穴
位于头部正中线上，前发际正中直上5寸

督脉

简单取穴

在两耳尖连线与前后正中线交点，头顶中间的凹陷处就是百会穴。

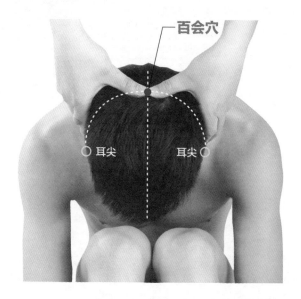

百会穴

耳尖　　耳尖

　　百会穴为人体督脉经络上的重要穴位之一，是治疗高血压、惊悸、中风、中暑等急症的主要穴位之一。此外，按摩百会穴还可以治疗眩晕、眼花、头痛、耳鸣、失眠、健忘、头重脚轻等神志病，对痔疮、脱肛、宿醉、子宫脱垂等也有特殊疗效。

【三阳五会】

　　百会穴，首见于《针灸甲乙经》："百会，一名三阳五会，在前顶后一寸五分，顶中央旋毛中，陷可容指，督脉足太阳之会。"因此又别名为"三阳五会"，"三阳"是指手足三阳经，"五会"是指五脏六腑的气穴皆会于百会穴。百会穴与脑部的联系密切，对中风昏迷、惊厥、癫狂、癔症等具有重要的紧急救治作用。《史记·扁鹊仓公列传》载："扁鹊过虢。虢太子死……闻太子不幸而死，臣能生之……扁鹊乃使弟子子阳厉针砥石，以取外三阳五会。有间，太子苏。"扁鹊只通过针刺三阳五会，便成功救活了虢太子。

独穴按摩法

● 中暑时，将右手半握拳，拇指伸直，指尖放在百会穴上，适当用力掐 0.5~1 分钟；或者双手于头顶十指相扣，用拇指外侧敲打百会穴 2 分钟。

● 保健按摩时，先把左手食指按压在百会穴上，右手食指按在左手食指指甲上，双手食指交叠，同时向下用力揉按穴位，以感觉酸胀、刺痛为宜。每次揉按 1~3 分钟。长期坚持，可使人开慧增智、益寿延年。

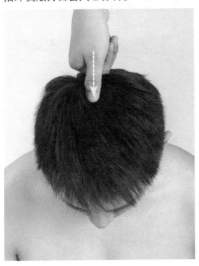

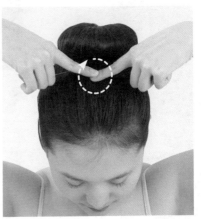

五处穴

遇到癫痫发作，常按压五处

独穴按摩一步见效：专家视频演示版

《针灸甲乙经》中说："痉，脊强反折，瘛疭，癫疾，头重，五处主之。"五，指第五；处，指处所。五处穴是足太阳膀胱经的主要穴位之一，有清热散风、明目镇痉的功效。

定位

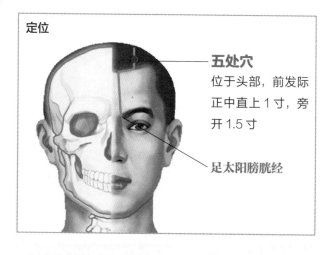

五处穴
位于头部，前发际正中直上 1 寸，旁开 1.5 寸

足太阳膀胱经

简单取穴

前发际正中直上 1 寸，再旁开 1.5 寸处就是五处穴。

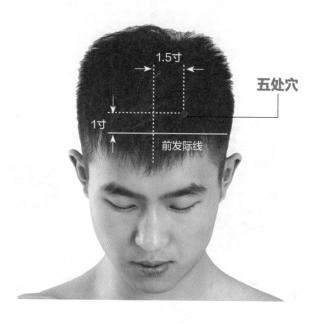

1.5寸

五处穴

1寸

前发际线

【主治病症】

　　五处穴是重要的治病穴位之一，是治疗癫痫、小儿惊风、头痛、目眩等急症的主要穴位。此外，它还可以用于治疗目视不明、面神经麻痹、三叉神经痛、鼻衄、鼻息肉、鼻炎、视力减退等面部疾病。

【癫痫发作按五处】

　　《针灸大成》中提道："主脊强反折，瘛疭癫疾，头风热，目眩，目不明，目上戴不识人。"五处穴是足太阳膀胱经上的腧穴，足太阳膀胱经主治神志病。癫痫是神志病的一种，具有发作性、短暂性、重复性和刻板性的特点，往往给患者和家人造成极大的压力和痛苦。《铜人腧穴针灸图经》中说："治头风，目眩。"《太平圣惠方》也提道："主目不明，头眩风闷。"可以看出五处穴对治疗神志病，包括癫痫、小儿惊风等有着极强的针对性，经常按摩能起到预防神志病的作用。

独穴按摩法

● 癫痫发作时，用食指的指腹按压穴位，左右两穴位每次同时按压 1~3 分钟。

● 遇到小儿惊风时，用中指指腹按压五处穴，按压 3 分钟，能迅速缓解小儿惊风症状。

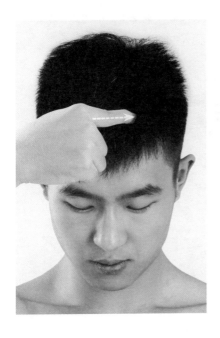

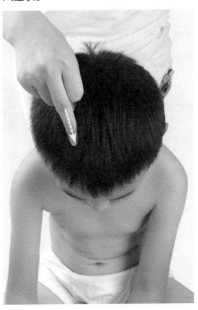

扫码看人中视频

中风、中暑、休克就按它

独穴按摩一步见效：专家视频演示版

《针灸甲乙经》中说："在鼻柱下人中，督脉、手足阳明之会。"人，指本穴位在头面天地人三部中的人部。中，指本穴位处在头面前正中线上。人中穴，又名水沟穴，是督脉的主要穴位之一，有醒神开窍、清热息风的作用，被认为是中国传统医学中的急救要穴。

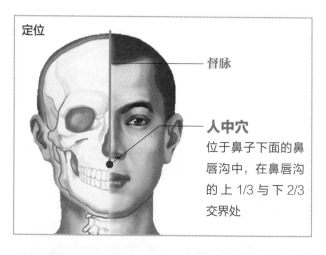

定位

督脉

人中穴
位于鼻子下面的鼻唇沟中，在鼻唇沟的上 1/3 与下 2/3 交界处

简单取穴

在面部，先找到鼻子和上嘴唇之间的浅沟，将其 3 等分，其上 1/3 处即为人中穴。

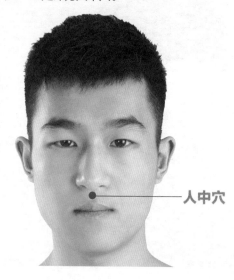

人中穴

人中穴是人体重要的昏厥急救穴位之一，是治疗晕厥、中暑、中风、休克、昏迷、癫狂等急症的主要穴位。此外，按摩人中穴还可以治疗腰脊强痛、颜面水肿、失神、急性腰扭伤、小儿惊风、口眼歪斜、癔症等。

【人体急救要穴】

历代的中医学家均认为，人中穴是昏厥急救的要穴。《肘后备急方》记载："救卒中恶死方第一……令爪其病人人中，取醒……"《类经图翼》记载："千金云：此穴为鬼市，治百邪癫狂，此当在第一次下针。凡人中恶，先掐鼻下是也。鬼击卒死者，须即灸之。"人中穴是督脉上的腧穴，督脉督一身之阳气，因此人中穴具有通经活络、开窍醒神的功效。

独穴按摩法

● 应对昏迷、休克时，每分钟掐压患者人中穴 20~40 次，每次持续0.5~1 秒。一般病人会很快苏醒，病情较重的患者要立刻送医院。

● 应对中暑、失神时，弯曲食指，以指尖揉按人中穴，产生特别刺痛的感觉为宜。每次左右手各揉按1~3 分钟，先左手后右手。

紧急降压穴

《黄帝内经·灵枢》中说："……曲池，在肘外辅骨，陷者中也，屈臂而得之……"曲，指弯曲；池，指水的围合之处、汇合之所。曲池穴是手阳明大肠经的主要穴位之一，是全身强壮穴，有清热和营、降逆活络、调和气血、平衡血压的功效。

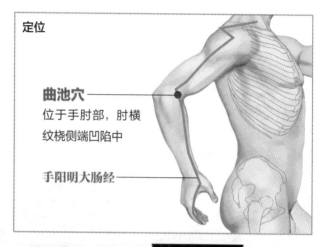

定位

曲池穴———位于手肘部，肘横纹桡侧端凹陷中

手阳明大肠经———

简单取穴

在肘横纹外侧端，屈肘成直角，在肘弯横纹尽头处的凹陷中就是曲池穴。

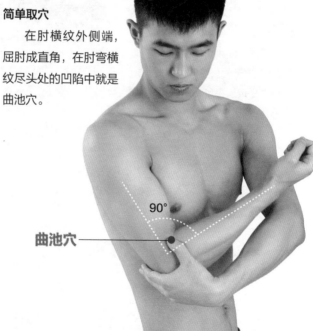

90°

曲池穴———

【主治病症】

曲池穴是重要的强壮穴位之一，也是治疗高血压、气喘、肠炎、腹部绞痛、急性脑血管病后遗症、半身不遂等急症重症的主要穴位之一。此外，按摩曲池穴还可以辅助治疗流行性感冒、肺炎、扁桃体炎、咽喉炎、睑腺炎等疾病，对于经络不畅引起的颈椎疼痛、上肢过电样疼痛、手臂麻木、头痛、牙疼、甲状腺肿大等也有特殊疗效。

【紧急降血压】

曲池穴的作用很多，最方便的还是降血压。现代研究发现，刺激曲池穴可以改善原发性高血压患者的高血压状况，对脑血流量也有不同程度的改善。当血压骤升时，可通过按曲池穴来放松神经系统，使呼吸逐渐恢复均匀，心气恢复平和，血压便可逐渐恢复正常。平时也可通过按摩这个穴位来平稳血压，达到预防高血压的效果。

独穴按摩法

● 在高血压发作的高峰期——每天早6点至10点、下午3点至5点这两个时段，按摩者将右手手掌摊开，左臂微微弯曲，用右手的大拇指指腹揉按患者左手的手肘处，也就是曲池穴所在的位置，重复几遍，便可保持血压平稳。

● 发热感冒及咳嗽、哮喘时，可用刮痧板刮拭曲池穴，排出痧；或按揉3~5分钟，可迅速解表退热。

● 按摩后，如能配合艾灸，效果更佳。用艾条回旋灸，温度以体感能忍受为宜。注意不要烫伤，可每日灸1次。

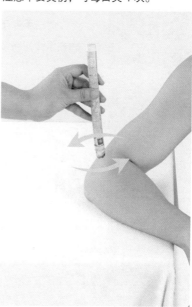

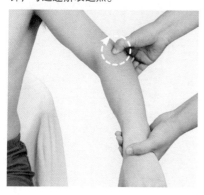

扫码看内关视频

内关穴

心绞痛应急要穴

《黄帝内经·灵枢》中说："手心主之别，名曰内关。去腕二寸，出于两筋之间。"内，指内侧，与外相对；关，指关隘，穴名意思是内关穴在前臂内侧要处，犹如关隘。内关穴是手厥阴心包经的穴位之一，主要治疗心血管和消化系统疾病，具有宁心安神、和胃降逆、理气镇痛等功效。

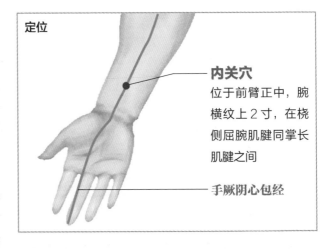

定位

内关穴
位于前臂正中，腕横纹上2寸，在桡侧屈腕肌腱同掌长肌腱之间

手厥阴心包经

简单取穴

将右手三手指并拢，无名指放在左手腕横纹上，这时右手食指所按手腕中心，就是内关穴。

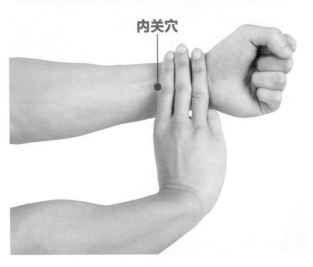

内关穴

独穴按摩一步见效：专家视频演示版

【主治病症】

内关穴是治疗心痛、心悸、高血压、低血压、冠心病、心动过速或过缓、心律不齐、心内膜炎或外膜炎、风湿性心脏病、心肌炎等的主要穴位之一。此外，它也用于治疗胃炎、胃痉挛、胃痛、呕吐、打嗝等消化系统疾病和失眠、癫痫、哮喘、汗多、神经性皮炎、小儿惊风等。

【紧急保护心血管】

《备急千金要方》中说："凡心实者则心中暴痛，虚则心烦，惕然不能动，失智，内关主之。"意思是内关穴是治疗心脏疾病的主要穴位。内关穴是手厥阴心包经上的腧穴，手厥阴心包经循行过程中多与心相联系，当身边无药、无针，却又心绞痛发作时，可用力按揉两侧内关穴缓解疼痛，并立即就医。

独穴按摩法

● 保养心脏时，用左手拇指指尖按压右侧内关穴 10~15 分钟，每日 2~3 次；再用右手按压左侧内关穴，反复操作。

● 保健按摩时，用拇指指尖或指甲尖垂直掐按穴位，产生特别酸、胀、微痛的感觉为宜。每天早晚，左右各掐按 1~3 分钟，先左后右。

● 按摩内关穴后，如能配合艾灸，效果更佳。艾灸时，将艾条的一端点燃，悬于内关穴上方的 2 厘米高处，熏烤 10~20 分钟，温度以体感能忍受为宜。

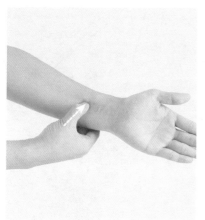

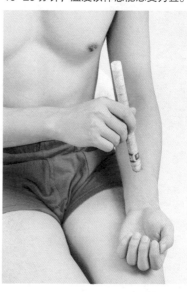

扫码看十宣视频

紧急救治专家

《备急千金要方》中说："邪病大唤骂詈走，灸十指端去爪一分，一名鬼城。"十宣，指十个手指头。十宣穴被历代医家称为"经外奇穴"，具有清热开窍的功效。

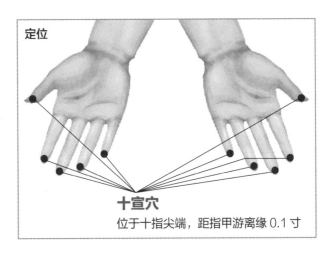

定位

十宣穴
位于十指尖端，距指甲游离缘 0.1 寸

简单取穴

在手十指尖端，距指甲游离缘 0.1 寸处，左右共 10 穴。

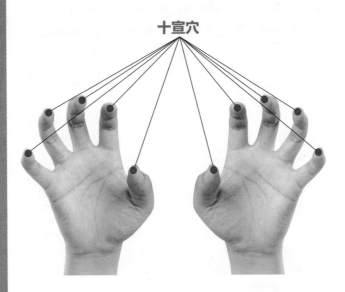

十宣穴

独穴按摩一步见效：专家视频演示版

【主治病症】

十宣穴属于经外奇穴，在急救方面有特殊功效，是昏迷、休克、中暑、晕厥、癫痫、高热等突发性病症的急救穴位之一。此外，它还可以用于手指麻木、小儿惊厥、急性胃肠炎、急性扁桃体炎、高血压等各种常见病的治疗。有神经末梢炎、癌症高热、烧伤等病症及处于中风的急性期时，掐按十宣穴亦有奇效。

【十指连心护心脉】

俗话常说"十指连心"，意思是手指感觉灵敏，直接通心。因此，刺激十宣穴可以联系心络。中医认为，心主血脉，心主神志。人体出现危急症状，大多与心的功能失调有直接关系。十宣穴是心络在体表的刺激点，按摩十宣穴可以起到紧急救治的作用。用重力掐按十宣穴便可行泻法，可清热开窍，对中风、中暑、小儿惊厥等具有特殊功效。

独穴按摩法

● 中风、中暑、小儿惊厥时，用拇指指甲施重力掐按在患者的十宣穴上，十个穴位逐一掐按，每个穴位至少掐按 4~5 次。

● 保健按摩时，两手十指相交，活动手指，不仅可使手指更加灵活，对大脑也有保健作用。

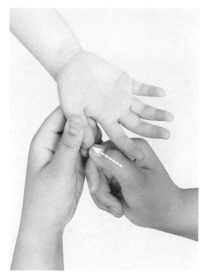 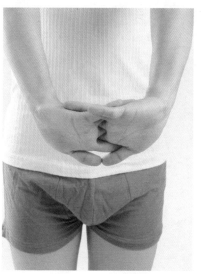

扫码看中冲视频

独穴按摩一步见效：专家视频演示版

中暑、昏迷、晕车的急救穴

《黄帝内经·灵枢》中说："心出于中冲，中冲，手中指之端也，为井木。"中，指中间；冲，指冲要。中冲穴是手厥阴心包经上的穴位之一，用于治疗神志病，具有苏厥醒神、清心泄热的功效。

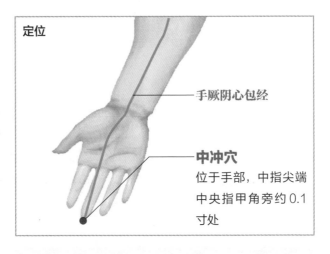

定位

手厥阴心包经

中冲穴
位于手部，中指尖端中央指甲角旁约 0.1 寸处

简单取穴

在手中指靠近指甲处，手指尖端中央，即为中冲穴。

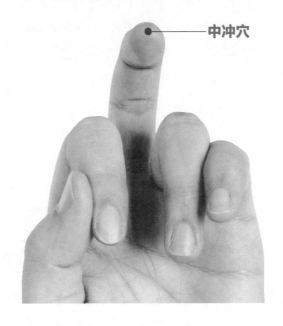

中冲穴

【主治病症】

中冲穴是重要的急救穴位之一，可治疗昏迷、休克、脑出血、中暑、高血压、心绞痛、心肌炎等。此外，它还可以用于治疗癔症、癫痫、小儿惊风等神志病，对小儿消化不良、舌炎、结膜炎、烦闷、汗不出、掌中热等也有特殊疗效。

【苏厥清心第一穴】

《针灸甲乙经》中说："热病烦心，心闷而汗不出，掌中热，心痛，身热如火，浸淫烦满，舌本痛，中冲主之。"中冲穴是手厥阴心包经的井穴，有"苏厥开窍、清心泄热"之奇效，具有保护心脏健康、保证心脏功能正常运行的作用。临床上常用于治疗中暑、昏迷、心绞痛等。按照中医理论，捻动中冲穴可以疏通心包经，保证全身气血畅通，引血归经使心脏经络畅通，恢复功能。

独穴按摩法

● 晕车、中风昏迷、中暑时，重掐中冲穴，或用硬物（如发夹）捻按中冲穴约 10 秒钟。

● 保健按摩时，用一手拇指指甲尖垂直掐按另一手中指端的中冲穴，产生刺痛的感觉为宜。先左手后右手，每天早晚两边穴位各掐按 1 次，每次 1~3 分钟。

● 按摩中冲穴后，如能配合艾灸，效果更佳。艾灸时，将艾条的一端点燃，悬于距该穴位 2 厘米的高处，熏烤 5~10 分钟。

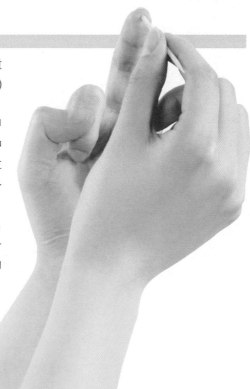

泻肺热的急救要穴

《黄帝内经·灵枢》说："肺出于少商，少商者，手大指端内侧也，为井木。"少，是小、微的意思；商，古代五音之一，属金，属肺。少商穴是止咳泻肺热的特效穴，具有解表清热、通利咽喉、苏厥开窍的功效。

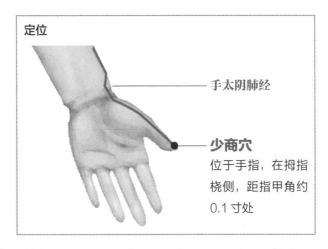

定位

手太阴肺经

少商穴
位于手指，在拇指桡侧，距指甲角约0.1寸处

简单取穴

微握拳，拇指上跷，拇指指甲桡侧缘和基底部各成一线，两线相交处（约距指甲角0.1寸）即是少商穴。

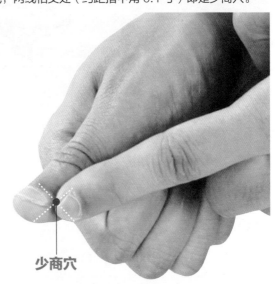

少商穴

独穴按摩一步见效：专家视频演示版

【主治病症】

少商穴是手太阴肺经的穴位之一,是中风昏迷、小儿惊风、中暑、咯血、气喘、黄疸、昏厥、癫狂、脑出血、鼻衄的急救要穴。此外,它也是治疗咳嗽、咽喉肿痛、慢性咽炎、扁桃体炎、流行性感冒、发热、腮腺炎等的主要穴位之一。

【掐揉少商穴,鼻衄马上好】

鼻衄,是流鼻血的意思。少商穴为十三鬼穴之一,自古以来都是开窍安神定惊的主穴,可用于治疗因肺热引起的中风昏迷、癫狂等热证急症。此外,少商穴也是止鼻血的特效穴。少商穴是手太阴肺经循行路线上的第一个穴位,可泻因肺火过于旺盛,邪热无处排泄,只能迫血逆行而致鼻衄的肺热。

独穴按摩法

● 鼻衄时,指甲掐按少商穴30秒,放松10秒,反复操作10余次,左右手交替进行。

● 保健按摩时,用一只手的拇指指尖垂直用力掐按另一只手的穴位,有刺痛感为宜。左右两手依次掐按,各1~3分钟,可以清肺润肠,改善咽喉肿痛的症状。

● 打嗝时,用拇指按压少商穴,以感觉酸痛为度,持续半分钟即可止嗝。

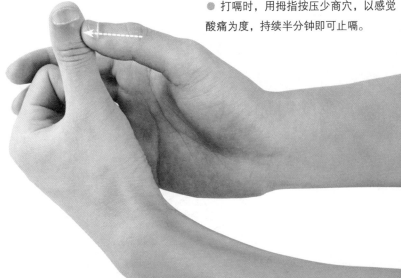

急性腹泻急救穴

独穴按摩一步见效：专家视频演示版

《外台秘要》中说："脐中，神阙穴也，一名气舍。"神即神气，阙即宫门。神阙穴是任脉的穴位之一，是常用的保健急救穴位，具有培元固本、回阳救脱、和胃理肠的功效。

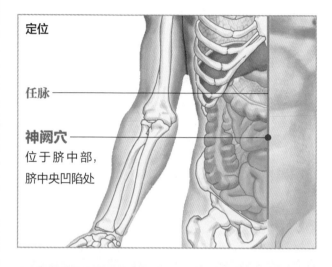

定位

任脉

神阙穴
位于脐中部，
脐中央凹陷处

简单取穴

在腹中部，肚脐的中央，即为神阙穴。

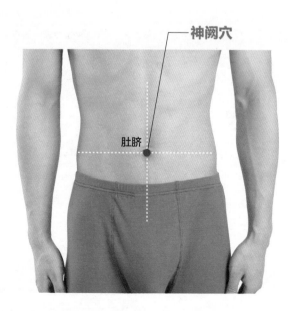

神阙穴

肚脐

【主治病症】

　　神阙穴是人体常用的治病穴位之一，可用于治疗急慢性肠炎、痢疾、肠鸣、腹痛、子宫脱垂等腹部疾病。此外，它还可以用于治疗水肿、脱肛、中风、中暑等。经常按摩神阙穴，可以使人体真气充盈、精神饱满、体力充沛、面色红润、耳聪目明。

【人体要穴，生命根蒂】

　　《针灸大成》中说："主中风不省人事，腹中虚冷，伤败脏腑，泄利不止，水肿鼓胀，肠鸣状如流水声，腹痛绕脐，小儿奶利不绝，脱肛，风痫，角弓反张。"

　　神阙连着人体的真阳、真气，因此是人体重要的急救穴位之一。任、带、冲三脉经过此穴，因此本穴连通着五脏六腑，刺激神阙一穴，便可调理全身。

独穴按摩法

● 急性腹泻时，仰卧在床上，按摩者以右手掌心覆盖神阙穴，以脐为中心，顺时针方向旋转按摩2~3分钟。手法宜轻柔而缓慢，以腹部有热感为度，在饭后1小时按摩为佳。每天按摩2~3次便可改善腹泻症状。

● **隔盐灸神阙：** 先将盐放在锅中炒一下，避免在施灸过程中盐受热爆炸烫伤皮肤。将干净的餐巾纸垫在脐窝中，把炒好的盐放在纸巾上，填平肚脐。将艾绒搓成艾炷，放在盐上点燃施灸，一般灸3~9壮，也可根据自身情况多灸。此法有回阳、救逆、固脱的功效。

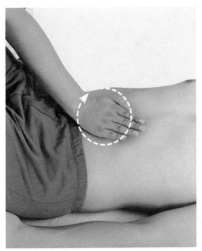

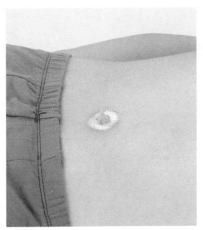

《针灸甲乙经》中说："命门，一名属累，在第十四椎节下间，督脉气所发，伏而取之。"命，指生命；门，指门户。命门穴是督脉的穴位之一，有补肾壮阳的功效。

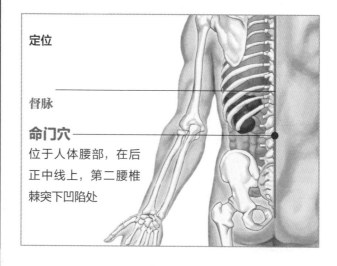

定位

督脉

命门穴
位于人体腰部，在后正中线上，第二腰椎棘突下凹陷处

简单取穴

取肚脐水平线与后正中线交点，按压有凹陷处就是命门穴。

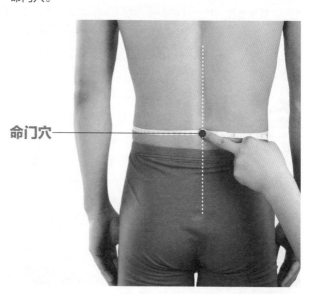

命门穴

扫码看命门视频

关乎存亡的关键穴

独穴按摩一步见效：专家视频演示版

【主治病症】

命门穴是重要的治病穴位之一,可治疗腰脊强痛、腰扭伤、头痛、癫痫、小腹冷痛、手足逆冷等。此外,它还可以用于治疗肾虚滑精、腰酸腿软、性欲淡漠、月经不调、尿频、泄泻、赤白带下、坐骨神经痛、腰肌劳损、腰椎间盘突出、阳痿、早泄、不孕等,对耳鸣、下肢痿痹、小儿遗尿、下肢肿胀、惊恐等也有特殊疗效。

【五脏六腑之基础】

命即生命,门即门户,肾为生命之源,穴在两肾之间,相当于肾气出入之门户。《难经》谓两肾之间为五脏六腑之本,生命之源,是男子藏精、女子系胞之处。可以看出,命门穴对人体五脏六腑具有极其重要的意义,因此命门穴不仅是急救穴,平时经常按摩,对人体也有着极佳的保健作用。

独穴按摩法

● 腰腹疼痛、抽搐时,双手中指同时用力揉按穴位,以有酸、胀、疼痛的感觉为宜;左右手中指轮流向下揉按穴位,先左手后右手,每次揉按3~5分钟。

● 保健按摩时,用拇指顺时针方向按揉2分钟,然后逆时针方向按揉2分钟。长期坚持按摩命门穴,可培元固本、强肾健体。

● 每天按摩命门穴3分钟,可治疗阳痿、遗精、月经不调、四肢冷等。

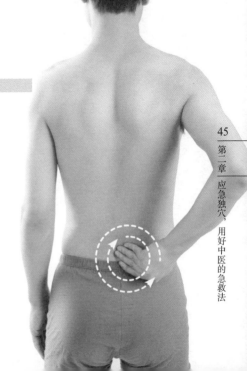

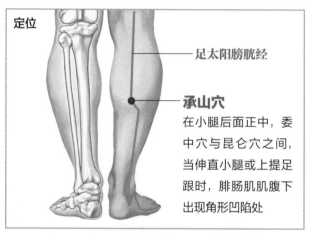

《黄帝内经·灵枢》记载："气在胫者，止之于气街，与承山踝上以下。"承，指承受；山，指山巅。承山穴是足太阳膀胱经的穴位之一，有理气止痛、舒筋活络、消痔的功效。

扫码看承山视频

独穴按摩一步见效：专家视频演示版

小腿抽筋就按它

定位

足太阳膀胱经

承山穴
在小腿后面正中，委中穴与昆仑穴之间，当伸直小腿或上提足跟时，腓肠肌肌腹下出现角形凹陷处

简单取穴

在小腿后面正中，委中穴与昆仑穴之间，当伸直小腿或上提足跟时腓肠肌肌腹下部出现一人字纹，人字纹下方凹陷处，即为承山穴。

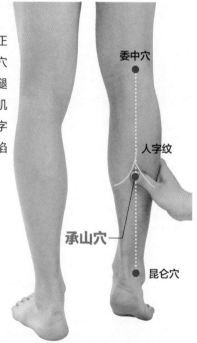

委中穴

人字纹

承山穴

昆仑穴

【主治病症】

承山穴是重要的治病穴位之一，可治疗痔疮、便秘、脱肛、腰背疼、足跟疼痛、膝盖劳累、四肢麻痹、腿抽筋、下肢瘫痪、坐骨神经痛等。此外，承山穴还可以治疗小儿惊风、痛经、急性胃肠炎等疾病。

【两腨任重可承山】

"两腨任重可承山"出自《金针梅花诗钞》。腨，指小腿肚子，意思是小腿疼痛抽筋时刺激承山穴可以缓解。承山穴是足太阳膀胱经上的腧穴。足太阳膀胱经循行经过腰背、臀部、腿、腘窝，可以治疗腰腿及肛门处疾患。承山穴有舒筋利节之功，当小腿肌肉痉挛时可按摩。

独穴按摩法

● 小腿抽筋时，用拇指指腹按摩承山穴，力度逐渐加重，然后用手掌在穴位四周搓擦，以皮肤感到发热为佳。

● 保健按摩时，用四指轻轻握住小腿，用大拇指的指腹按揉穴位，左右穴位每次各按揉1~3分钟，也可以两侧穴位同时按揉。

● 按摩后配合艾灸，效果更佳。艾灸时，将艾条的一端点燃，悬于承山穴上方2厘米高处熏烤10~15分钟。温度以体感能忍受为宜，注意不要烫伤，可每日灸1次。

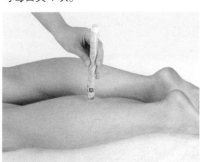

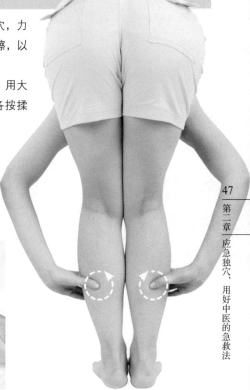

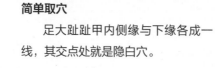

扫码看隐白视频

独穴按摩一步见效：专家视频演示版

遇到月经崩漏，可以快速止血

《黄帝内经·灵枢》中说："脾出于隐白，隐白者，足大趾之端内侧也，为井木。"隐，指隐蔽；白，指白色。隐白穴是足太阴脾经的穴位之一，有调经统血、健脾回阳的功效。

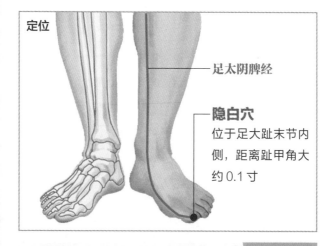

定位

足太阴脾经

隐白穴

位于足大趾末节内侧，距离趾甲角大约0.1寸

简单取穴

　　足大趾趾甲内侧缘与下缘各成一线，其交点处就是隐白穴。

隐白穴

【主治病症】

隐白穴是重要的治病穴位之一，可治疗功能性子宫出血、月经崩漏、牙龈出血、鼻衄、尿血、消化道出血、便血等出血症。此外，它还可以治疗腹膜炎、急性胃肠炎、小儿惊风、小儿疳积、痛经、腹泻、腹胀等，对癔症、昏厥、中风、癫狂等神志疾病也有特殊疗效。

【止血功效佳】

《针灸大成》中提道："主……妇人月事过时不止。"隐白穴属足太阴脾经井穴，五行属木，施用灸法有益气、健脾、统血、调经之功，对脾失健运、统摄无权、血不归经所致的月经过期不止甚至崩漏有较好的疗效。阴道突然大量流血不止，或间歇不断，俗称"崩漏"。出现崩漏时可以重力按压隐白穴，有帮助止血的作用，之后应前往医院治疗。

独穴按摩法

● 月经过多或崩漏时，用拇指指尖持续掐压隐白穴 5 分钟。

● 保健按摩时，用拇指指甲垂直掐按穴位。每日早晚各掐按 1 次，每次左右各掐按 1~3 分钟。

● 按摩后如能配合艾灸，效果更佳。艾灸时，把艾条的一头点燃后，悬于一侧隐白穴上 1.5 厘米处。每次悬灸 15~20 分钟，以隐白穴周围皮色转红有热感为止，温度以体感能忍受为宜，注意不要烫伤。

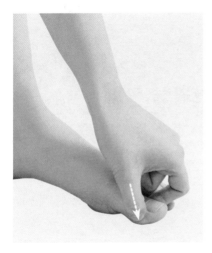
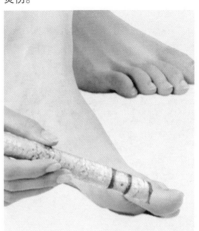

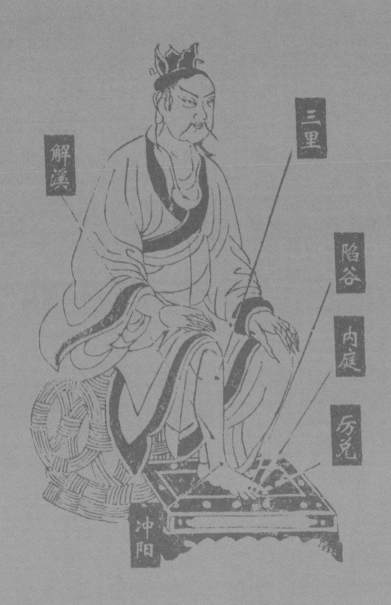

三里

陷谷

内庭

厉兑

解溪

冲阳

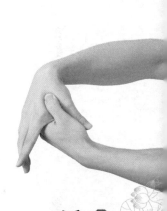

第三章

缓解疼痛，一个穴位就见效

《针灸甲乙经》中说："头维穴，在额角发际挟本神两旁各一寸五分。"头，指头部；维，指隅角、维系、维护，意思是穴居头之隅角，是维系头冠之处。头维穴是足阳明胃经的穴位之一，为足少阳胆经、足阳明胃经、阳维脉的交会穴，有清头明目、止痛镇痉的功效。

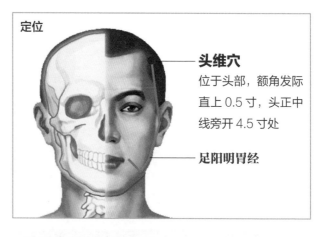

定位

头维穴
位于头部，额角发际直上 0.5 寸，头正中线旁开 4.5 寸处

足阳明胃经

简单取穴

正坐或仰靠、仰卧位，食指与中指并拢，中指指腹位于头侧部发际点处，食指指腹所在处就是头维穴。

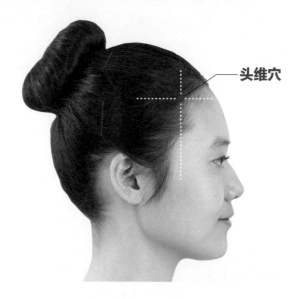

头维穴

【主治病症】

头维穴是重要的治病穴位之一，可治疗偏头痛、头痛、面肌痉挛、目眩、口眼㖞（wāi）斜、迎风流泪、目视不明、结膜炎等头面部病症。此外，还可以治疗喘逆烦满、呕吐流汗等，对精神分裂症、高血压等也有特殊疗效。

【头目头维清】

《针灸甲乙经》中提道："寒热，头痛如破，目痛如脱，喘逆烦满，呕吐，流汗难言，头维主之。"头维穴是足阳明胃经的腧穴，善于治疗头目疾痛，因足阳明胃经属胃，胃火上炎，升至头目，则感头目如火烧般灼痛。刺激头维穴有清头目之热邪的功效，还能治疗与胃相关的其他疾病。

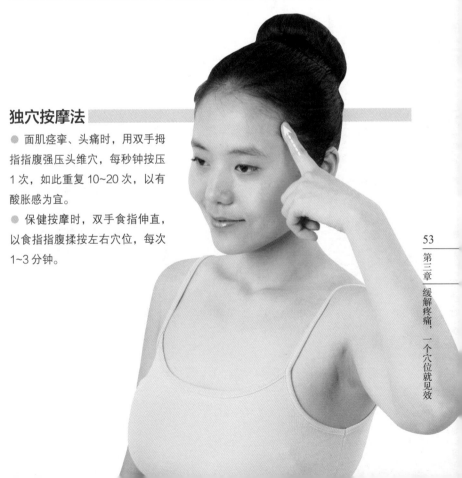

独穴按摩法

● 面肌痉挛、头痛时，用双手拇指指腹强压头维穴，每秒钟按压1次，如此重复10~20次，以有酸胀感为宜。

● 保健按摩时，双手食指伸直，以食指指腹揉按左右穴位，每次1~3分钟。

《脉经》中说:"寸口脉紧,苦头痛骨肉疼,是伤寒……针眉冲、颞颥,摩治伤寒膏。"眉,指眉毛、眉头;冲,有直上之义。眉冲穴是足太阳膀胱经的穴位之一,有吸热生气、镇痉宁神的功效。

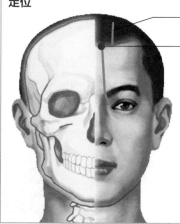

定位

足太阳膀胱经

眉冲穴
位于人体的头部,攒竹穴直上入发际0.5寸处,神庭穴与曲差穴连线之间

头痛眩晕找眉冲

简单取穴

双手中指伸直,其他手指弯曲,将中指指腹放于眉毛内侧边缘处,沿直线向上推入发际,指尖所在的位置就是眉冲穴。

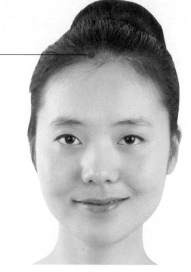

眉冲穴

独穴按摩一步见效:专家视频演示版

【主治病症】

　　眉冲穴是治病的重要穴位之一，可治疗目视不明、目赤肿痛、头痛、眩晕等头额部病症。此外，它还可以治疗鼻塞、鼻炎等，对癫痫等疾病也有特殊疗效。

【偏头痛首选穴】

　　《针灸资生经》中记载："眉冲二穴，一名小竹，当两眉头直上入发际是。"《针灸资生经》中还提道："头风肿痒，针眉冲"，说明眉冲穴能够治疗头部不适。若感风寒，出现头痛、鼻塞等不适，甚至感到眩晕的时候，可以轻轻按揉一下眉冲穴，能使病情缓解。

独穴按摩法

● 常用中指指腹按揉眉冲穴或用刮痧板呈 45°来回刮拭眉冲穴，以潮红发热为度。每次 1~3分钟，每天 1 次，可治目赤肿痛、目视不明等眼部疾病。

● 保健按摩时，以中指指腹揉按穴位，每次左右各 1~3 分钟。经常按摩眉冲穴可以起到清热宁神、聪耳明目的作用。

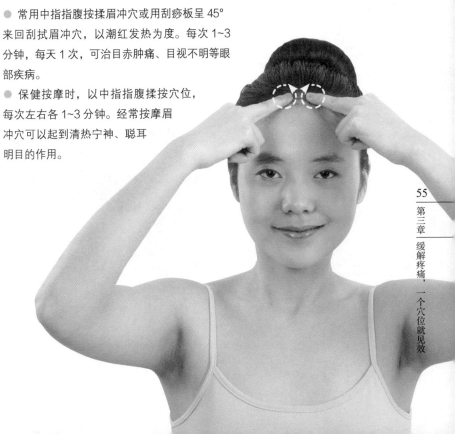

独穴按摩一步见效：专家视频演示版

可治各种头痛、头晕

《针灸甲乙经》中说："在眉后陷者中，足少阳脉气所发。"丝竹，指细竹；空，指空隙。丝竹空穴是手少阳三焦经的穴位之一，有清头明目、散热镇惊的功效。

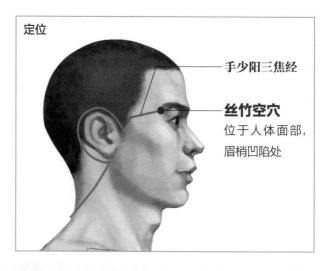

定位

手少阳三焦经

丝竹空穴
位于人体面部，
眉梢凹陷处

简单取穴

在面部，眉毛外侧缘眉梢凹陷处即是丝竹空穴。

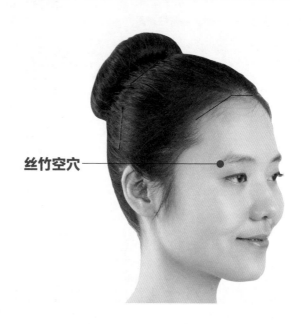

丝竹空穴

【主治病症】

丝竹空穴是重要的治病穴位之一，可治疗偏头痛、头晕、目眩、目赤肿痛、结膜炎、角膜白斑、眼球充血、睫毛倒长、视物不明、眼睑跳动、视神经萎缩等。此外，它还可以治疗癫痫、牙疼、面部神经麻痹、小儿惊风等。

【头晕头痛全没了】

《针灸甲乙经》中提道："眩，头痛，刺丝竹空主之。"丝竹空是手少阳三焦经的腧穴，是眼睛的保健穴。丝竹空穴不但是医治眼部疾病的一个重要穴位，也是治疗头晕头痛的重要穴位，不论是高血压、低血压、脑出血、脑缺血，还是受风寒等各种原因造成的头痛、头晕、目眩等，都可以经常按摩丝竹空穴，有助于止痛、止晕。

独穴按摩法

● 用拇指指腹向内揉按左右丝竹空穴，每次1~3分钟，有酸、胀、痛的感觉为宜，可治各种头痛、头晕、目眩、目赤疼痛等。

● 保健按摩时，用双手食指顺时针方向按揉丝竹空穴约2分钟，然后逆时针方向按揉约2分钟，以局部感到酸胀并向眼睛周围发散为好。

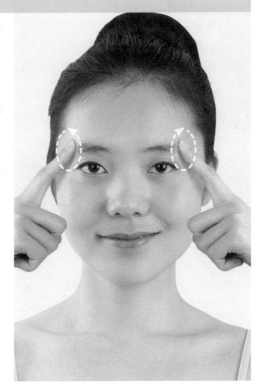

对付疼痛的『万金油』

独穴按摩一步见效：专家视频演示版

《黄帝内经·灵枢》中说："（合谷穴）在（手）大指歧骨之间。"合，指汇合；谷，指山谷。合谷穴在手背虎口处，局部呈山谷样凹陷，所以命名为合谷。合谷穴是手阳明大肠经上的穴位之一，有镇静止痛、通经活络、清热解表的功效。

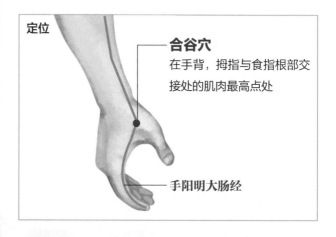

定位

合谷穴
在手背，拇指与食指根部交接处的肌肉最高点处

手阳明大肠经

简单取穴

两手交握，一手拇指指间横纹压在虎口上，屈指，拇指尖正对之处就是合谷穴。

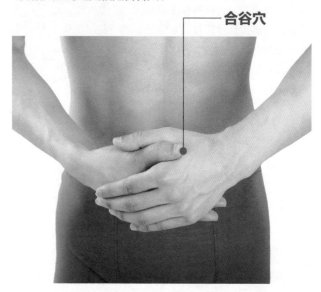

合谷穴

【主治病症】

　　合谷穴可以缓解各种疼痛，是治疗牙疼、耳鸣、耳聋、扁桃体炎、视力模糊、头痛目眩、鼻塞、过敏性鼻炎、三叉神经痛、咽喉肿痛、口腔溃疡、痛经等的主要穴位。此外，它还可以治疗失眠、神经衰弱、便秘、月经不调等，对荨麻疹、昏迷、中风、黄褐斑、高血压、高血脂、乳腺炎等也有特殊疗效。

【面口合谷收】

　　《四总穴歌》中讲道："面口合谷收。"意思是合谷穴是治疗头面五官各种疾患的要穴，头面五官疾患多伴随疼痛，按摩合谷穴对缓解疼痛，特别是对缓解牙疼十分有效。合谷穴是手阳明大肠经上的重要腧穴之一，类属原穴，具有行气活血、通经活络的功效，因此按揉合谷穴能起到缓解疼痛、保健养生的作用。

独穴按摩法

● 牙疼时，一手拇指用力按揉另一手的合谷穴 5 分钟，可以缓解疼痛。

● 保健按摩时，就以右手拇指按压左手合谷穴 100 次，再以左手拇指按压右手合谷穴 100 次即可。按摩时，指压应朝小指方向用力，以产生酸麻胀感为佳。

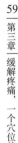

青灵穴

《太平圣惠方》中说："青灵二穴在肘上三寸，伸肘举臂取之。"青，指生发之象；灵，指神灵。青灵穴是手少阴心经的穴位之一，有理气止痛、宽胸宁心的功效。

疏通经络的止痛穴

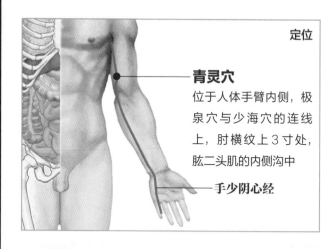

定位

青灵穴
位于人体手臂内侧，极泉穴与少海穴的连线上，肘横纹上3寸处，肱二头肌的内侧沟中

手少阴心经

简单取穴

先找到极泉穴，再找到少海穴，在两穴连接线上，取少海穴向上3寸处即为青灵穴。

青灵穴

少海

极泉

3寸

独穴按摩一步见效：专家视频演示版

【主治病症】

青灵穴是重要的治病穴位之一，可治疗心绞痛、神经性头痛、肋间神经痛、肩胛及前臂肌肉痉挛等病症。此外，它还可以治疗目黄、肩臂红肿、腋下肿痛、全身冷颤等。

【祛除胁痛、肩臂疼痛】

《类经图翼》中提道："振寒胁痛，肩臂不举。"青灵穴是手少阴心经的腧穴，手少阴心经属心，心为君主之官，通窍藏灵，青灵穴为脉气生发之处，刺激青灵穴可以疏经行气。经常按揉青灵穴还可以起到保护心脏、预防心脏疾病的作用。

独穴按摩法

● 常用手掌拍打或用拇指指腹按揉青灵穴，每次 1~3 分钟，可预防胁痛、肩臂疼痛及心绞痛等。

● 保健按摩时，拇指之外的四指放于臂下，轻托手臂，以拇指指腹揉按青灵穴，每日早晚左右穴位各揉按 1~3 分钟。

● 按摩后，如能配合艾灸，效果更佳。艾灸时，将艾条的一端点燃，悬于该穴位上方 2 厘米处，熏烤 5~10 分钟。温度以体感能忍受为宜，注意不要烫伤。

龋齿痛找少海

独穴按摩一步见效：专家视频演示版

《针灸甲乙经》中说："少海者水也，在肘内廉节后陷者中，动脉应手，手少阴脉之所入也，为合。"少，幼小，也指手少阴经；海，指海洋。少海穴是手少阴心经的穴位之一，有理气通络、益心安神的功效。

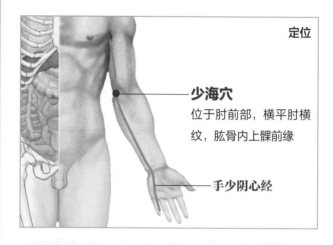

定位

少海穴
位于肘前部，横平肘横纹，肱骨内上髁前缘

手少阴心经

简单取穴

屈肘 90 度，肘横纹内侧端凹陷处就是少海穴。

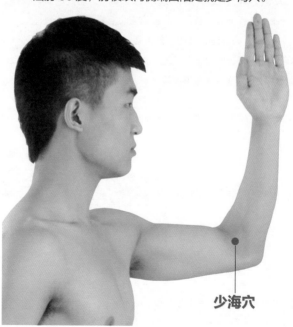

少海穴

【主治病症】

少海穴是重要的治病穴位之一，可治疗心痛、牙疼、肘臂挛痛、肘关节痛、前臂麻木、臂麻手颤、三叉神经痛、下肢痿痹等。此外，它还可以治疗眼充血、鼻充血、疔疮等，对神经衰弱、精神分裂症等神志病也有特殊疗效。

【可治齿龋痛】

《外台秘要》中提道："主寒热，齿龋痛，狂。"少海是手少阴心经五输穴的合穴，五行属水，脉气至此，犹如水流入海，因此刺激少海穴可以影响全身各疾。刺激少海穴可以理气通络、缓解疼痛，有祛病疗疾的功效。如牙疼，或者由于牙疼引起手肘、手臂、肋部、腋下等部位痉挛、疼痛时，按压少海穴，就能够很好地起到止痛和保健的作用。

独穴按摩法

● 龋齿痛时，将拇指指尖放于对侧少海穴，适当用力掐1分钟，可通络止痛。

● 保健按摩时，用一只手的中指在对侧少海穴处轻轻按揉2分钟。另一侧按同样方法操作，每次按压2分钟，每天2次。

● 按摩后，如能配合艾灸，效果更佳。艾灸时，将蒜切片，置于该穴位上，将艾绒搓成黄豆大小的艾炷，置于蒜片上点燃，每次灸3~5壮。温度以体感能忍受为宜，注意不要烫伤。

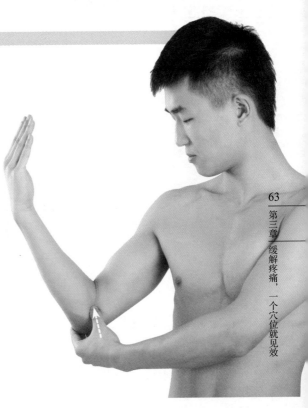

第三章 缓解疼痛，一个穴位就见效

手三里穴

消牙疼和肢体痛

《针灸甲乙经》中说："手三里，在曲池下二寸，按之肉起兑肉之端。"手，指上肢；三，数词；里，古代有以里为寸之说。手三里穴是手阳明大肠经的穴位之一，是治疗牙疼的特效穴位，此外还有通经活络、清热明目、调理肠胃的功效。

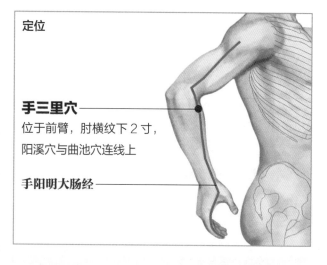

定位

手三里穴
位于前臂，肘横纹下 2 寸，
阳溪穴与曲池穴连线上

手阳明大肠经

简单取穴

先找到阳溪穴、曲池穴，两者连线上曲池下 3 横指处就是手三里穴。

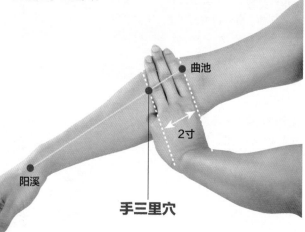

曲池

2寸

阳溪

手三里穴

独穴按摩一步见效：专家视频演示版

扫码看手三里视频

【主治病症】

手三里穴是重要的治病穴位之一，可治疗上肢瘫痪、肩周炎、上肢神经痛、腰痛、牙疼等。此外，它还可以治疗胃下垂、急性肠炎、消化不良、呕吐、泄泻、口腔溃疡等消化系统病症，对于神经麻痹、感冒等也有特殊疗效。

【治疗肩周炎疼痛特效穴】

《铜人腧穴针灸图经》中提道："（手三里）治手臂不仁，肘挛不伸，瘰疬。"现代研究发现，多数肩周炎患者的患侧手三里穴处有明显的压痛感，在此进行腧穴按摩等刺激可以有效缓解疼痛。此外，手三里穴不仅可用于治疗上肢疼痛，通过掐按等强刺激手法，也可以用于治疗下肢疼痛，止痛效果好。

独穴按摩法

● 胃火导致牙疼时，紧急掐按双侧内庭、颊车和手三里穴，5分钟便可见效。

● 腰膝痛时，前臂稍屈曲，用对侧拇指指腹按于手三里穴，由轻而重掐按2分钟，以局部有酸胀感为度。

《小儿推拿方脉活婴秘旨全书》中说："外劳宫，在指下，正对掌心是穴。"外劳宫穴是经外奇穴，也称"落枕穴"，是治疗睡觉时落枕的特效穴位，有通经活络、祛风止痛的功效。

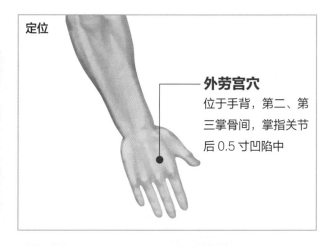

定位

外劳宫穴

位于手背，第二、第三掌骨间，掌指关节后0.5寸凹陷中

简单取穴

用手指在食指和中指的指关节之间向后约0.5寸处用力一压，有疼痛感处就是外劳宫穴。

外劳宫穴

扫码看外劳视频

落枕僵疼按揉消

独穴按摩一步见效：专家视频演示版

外劳宫穴是人体重要的治病穴位之一，是治疗落枕的特效穴。此外，它还可以治疗掌指麻痹、五指不能屈伸、手臂痛、手背红肿发痛、偏头痛等，对胃痛、消化不良、溏便、小儿急慢惊风、腹痛泄泻、小儿脐风等也有特殊疗效。

【治落枕的特效穴位】

落枕是人们在生活中常见的一种症状，主要表现为：晨起后脖子及后背疼痛，头、颈部活动受限。外劳宫穴又称"落枕穴"，是治疗落枕的特效用穴。

独穴按摩法

● 左侧落枕时，则用右手食指指尖点按左侧外劳宫穴2分钟，以有酸胀感为度，同时颈部做各方向稍大幅度活动，右侧则相反。力量由轻渐重，使酸麻肿胀的感觉向上扩散，如感觉放射到颈项部则疗效更佳。

● 保健按摩时，用力按揉外劳宫穴50~100次，以有酸胀感为佳。

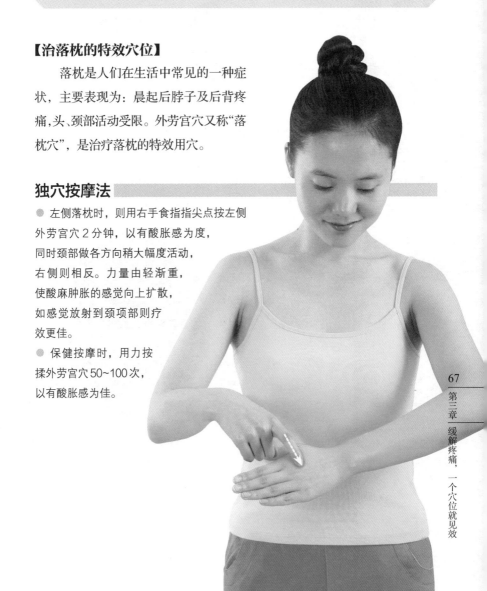

《黄帝内经·灵枢》中说："取之于其天府，大杼三病癯。"大，是多的意思；杼，在古代指织布的梭子。大杼穴是足太阳膀胱经的穴位之一，有强筋骨、清邪热的功效。

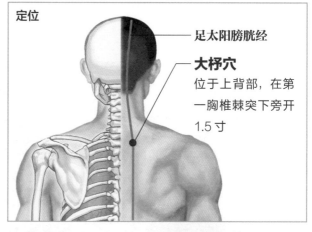

定位

足太阳膀胱经

大杼穴
位于上背部，在第一胸椎棘突下旁开1.5寸

简单取穴

低头屈颈，颈背部交界处椎骨高突处即为第七颈椎，接着往下数1个突起的骨性标志，便为第一胸椎棘突，棘突下旁开2横直（约1.5寸）处就是大杼穴。

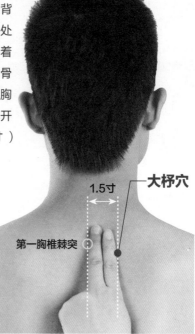

1.5寸

大杼穴

第一胸椎棘突

独穴按摩一步见效：专家视频演示版

大杼穴是祛热祛痛的重要穴位之一，是治疗发热、肩背疼痛、颈椎病、腰背肌痉挛等的主要穴位。此外，它还可以用于治疗支气管炎、支气管哮喘、肺炎、胸胁支满等疾病，对癫痫、厥逆、眩晕等也有特殊疗效。

【颈椎不适的克星】

《针灸甲乙经》中提到，大杼穴可以治疗"颈项痛不可俯仰"之类的颈椎病。大杼穴是督脉别络、足太阳膀胱经、手太阳小肠经的交会穴，也是八会穴之骨会穴，有祛风解表、疏调筋骨之功。当长期待在空调环境中或久坐，再加上缺少运动时，颈肩部位气血不畅，就会感到酸痛，若持续没有改善，颈肩部位就会疼痛、僵硬。经常按压大杼穴，可以使颈肩部的经脉气血流通，反过来还能滋养颈肩肌肉，从而改善颈椎疾病的症状。

独穴按摩法

● 颈椎痛时，用食指指腹按揉大杼穴，每次左右各进行 1~3 分钟。

● 保健按摩时，可以按摩、拍打大杼穴，每天拍打按揉 2~3 次，每次 10 分钟，有助于气血畅通。

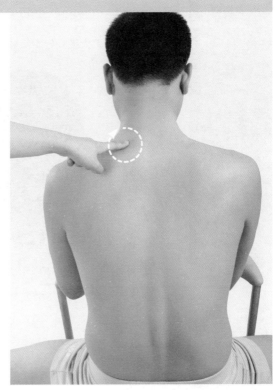

缓解落枕与肩背痛

独穴按摩一步见效：专家视频演示版

《针灸甲乙经》中说："肩井，在肩上陷者中，缺盆上大骨前。"肩，指肩部；井，指水井。肩井穴是足少阳胆经的穴位之一，有通经活络、止痛消肿的功效。

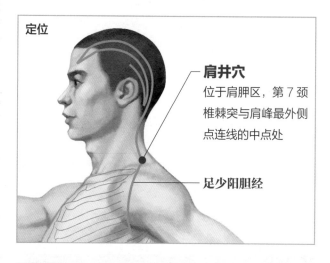

定位

肩井穴
位于肩胛区，第 7 颈椎棘突与肩峰最外侧点连线的中点处

足少阳胆经

简单取穴

在肩上，大椎穴与肩峰最外侧连线的中点即为肩井穴。

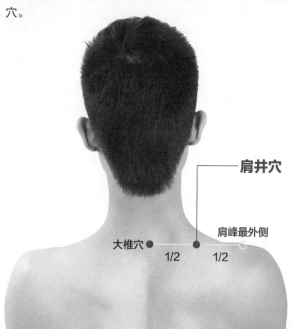

肩井穴

肩峰最外侧

大椎穴　　1/2　　1/2

【主治病症】

肩井穴是重要的止痛穴位之一，可治疗落枕、手臂不举、颈椎病、颈项强痛、肩臂疼痛、肩周炎等。此外，它还可以用于治疗抑郁症、更年期综合征、脑缺血、脚气、狐臭、神经衰弱、高血压、副神经麻痹、中风后遗症、小儿麻痹后遗症、小儿脊柱侧弯等，对乳腺炎、乳房胀痛、乳腺增生等乳腺疾病也有特殊疗效。

【常保肩井通畅，疼痛去无踪】

《针灸甲乙经》中提道："肩背痹痛，臂不举，寒热凄索，肩井主之。"肩井穴是足少阳胆经上的经穴，也是手少阳经、阳维脉的交会穴，足少阳胆经循行于体侧，肝胆主一身之行气，经络气滞，血行不畅，不通则痛。经常按摩肩井穴，可化解身上的瘀血，促进气血流动。

独穴按摩法

● 落枕和肩酸背痛时，用拇指先稍用力按压肩井穴约1分钟，然后再轻轻按揉约2分钟，以局部感到酸胀为佳。

● 保健按摩时，用中指的指腹向下按揉，以有酸麻、胀痛的感觉为佳。左右两穴，每天早晚各按揉1次，每次按揉1~3分钟。

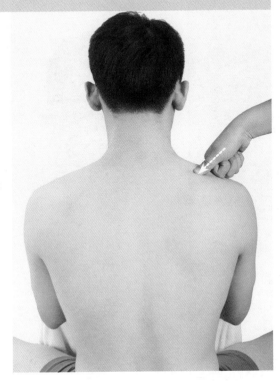

《针灸甲乙经》中说："肩贞，在肩曲胛下，两骨解间，肩髃后陷者中。"肩，肩部，指穴所在之部位；贞，指第一。肩贞穴是手太阳小肠经的穴位之一，有舒筋健骨、通经活络的功效。

肩周炎的必用穴

独穴按摩一步见效：专家视频演示版

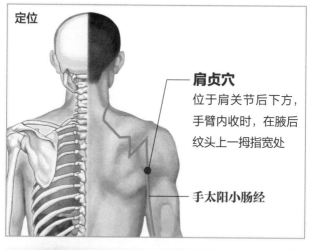

定位

肩贞穴
位于肩关节后下方，手臂内收时，在腋后纹头上一拇指宽处

手太阳小肠经

简单取穴

手臂内收，在肩关节后下方自腋后纹末端向上量取1寸处，即为肩贞穴。

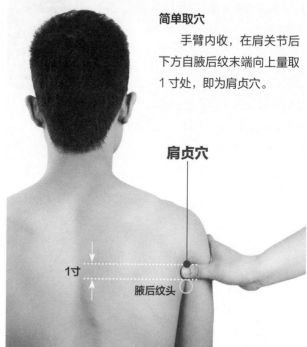

肩贞穴

1寸

腋后纹头

肩贞穴是重要的治病穴位之一，可治疗肩周炎、肩胛痛、手臂麻痛、手臂不举、上肢麻木、肩部肌肉萎缩等上肢疾病。此外，它还可以用于治疗耳鸣、耳聋、齿疼、瘰疬、头痛、脑血管病后遗症等头面部疾病。

【针对肩部消炎止痛】

《类经图翼》中提道："治伤寒寒热，颔肿，耳鸣耳聋，缺盆肩中热痛，风痹手足不举。"肩贞穴是手太阳小肠经上的腧穴。手太阳小肠经发生病变的主要表现为咽痛、颔肿、耳聋、目黄和肩部疼痛等。肩贞穴居于肩胛区肩关节后下方，因此多用于治疗肩部疾患。许多人经常长时间伏案工作，缺乏运动，导致双肩血脉运行不畅，肌肉僵硬，再加上保暖意识不强，常常受寒，久而久之就会患上肩周炎等疾病。经常按压肩贞穴，可以使肩膀疼痛的症状得到缓解。

独穴按摩法

● 以中指指腹按压肩贞穴，每次左右穴位各揉按 1~3 分钟，可缓解因肩周炎导致的疼痛、僵硬等症状。

● 保健按摩时，拇指顺时针方向按揉肩贞穴约 2 分钟，然后逆时针方向按揉约 2 分钟，以局部感到酸胀为佳。

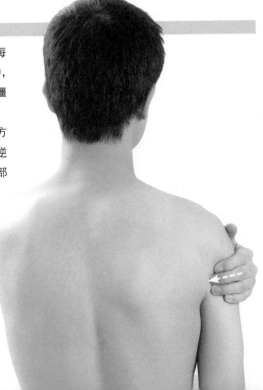

第三章｜缓解疼痛，一个穴位就见效

《针灸甲乙经》中说："天宗在秉风后，大骨下陷者中。手太阳脉气所发。"天宗穴是手太阳小肠经的主要穴位之一，有舒筋活络、理气消肿的功效。

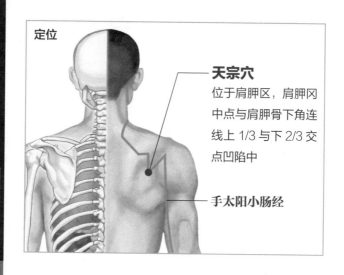

定位

天宗穴
位于肩胛区，肩胛冈中点与肩胛骨下角连线上 1/3 与下 2/3 交点凹陷中

手太阳小肠经

简单取穴

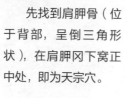

先找到肩胛骨（位于背部，呈倒三角形状），在肩胛冈下窝正中处，即为天宗穴。

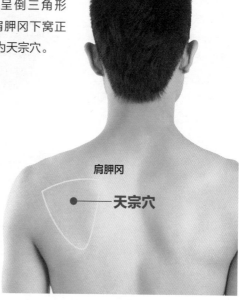

肩胛冈

天宗穴

独穴按摩一步见效：专家视频演示版

【主治病症】

天宗穴是止痛治病的重要穴位之一，是治疗颈椎病、颈部僵痛、肩胛疼痛、肩周炎、肘酸痛、肩胛疼痛等上肢疾病的主要穴位。此外，它还可以治疗乳房胀痛、乳腺增生、乳汁分泌不足等乳房疾病，对慢性支气管炎、小儿脊柱侧弯等也有特殊疗效。

【按揉天宗，对付多种颈肩病症】

《铜人腧穴针灸图经》中提道："治肩胛痛，臂肘外后廉痛，颊颔肿。"凡遇到肩重、肘臂痛、胸胁支满、颊颔肿、背痛时，按压此处穴位，可以使病情得到缓解。天宗穴是手太阳小肠经上的腧穴，手太阳小肠经循颈、绕肩胛，故天宗穴主要治疗颈肩及肩胛部疾病。刺激天宗穴对落枕等也有疗效，以双手食指指腹交替按揉左右天宗穴，可治疗落枕。

独穴按摩法

● 肩颈疼痛不可屈伸时，可以正坐或者俯卧，请他人用双手拇指的指腹垂直按揉穴位，每次按揉 1~3 分钟，以穴位处有胀、酸、痛感为宜。

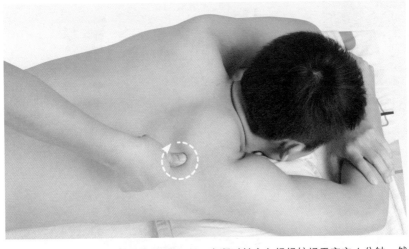

● 保健按摩时，用中指指腹按揉天宗，先顺时针方向轻轻按揉天宗穴 1 分钟，然后逆时针方向按揉 1 分钟，经常按摩该穴可使颈肩气血旺盛、胸部气血畅通。

府舍穴

扫码看府舍视频

腹痛不愁，府舍解忧

《针灸甲乙经》中说："府舍，在腹结下三寸，足太阴、阴维、足厥阴之会。"府，指脏腑；舍，指宅舍。府舍穴是足太阴脾经的主要穴位之一，有健脾理气、散结止痛的功效。

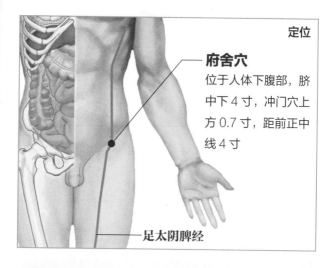

定位

府舍穴
位于人体下腹部，脐中下4寸，冲门穴上方0.7寸，距前正中线4寸

足太阴脾经

简单取穴

从腹股沟外侧可摸到动脉搏动处，其外侧按压有酸胀感处就是府舍穴。

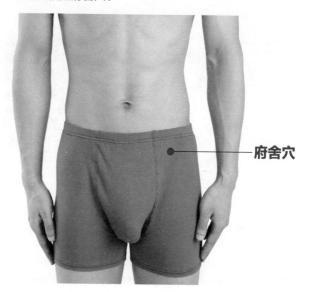

府舍穴

独穴按摩一步见效：专家视频演示版

【腹痛难忍按府舍】

　　《针灸大成》中提道:"主疝瘕,髀中急疼,循胁上下抢心,腹痛积聚,厥气霍乱。"疝瘕指因寒凝气积而导致小腹疼痛的一种病症。府舍穴为脾气聚居之处,是足太阴脾经、足厥阴肝经、阴维脉的交会穴,且三脉从此上下入腹,联络肝脾,联结心肺,刺激府舍穴可以起到"激一穴而动脏腑"的功效,出现腹痛或者疝气时,可以按摩府舍穴位,有助于缓解疼痛。

独穴按摩法

● 便秘、下腹疼痛、腹胀时,取仰卧位,用拇指指腹按揉府舍穴 1~3 分钟。

● 保健按摩时,食指和中指两指伸直并拢,其余手指弯曲,以两指指腹揉按穴位,每天早晚各 1 次,每次左右穴位各按压 1~3 分钟。

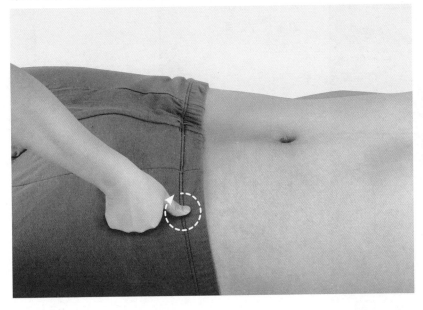

子宫穴

扫码看子宫视频

治痛经的专用穴

《针灸大成》中说："下腹部，当脐中下 4 寸，中极旁开 3 寸。"子宫穴属经外奇穴，是治疗妇科疾病的专用穴，具有调经理气、活血化瘀的功效。

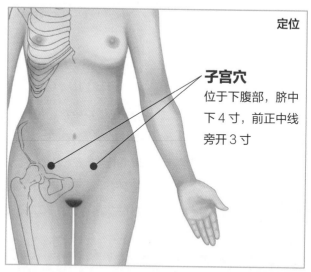

定位

子宫穴

位于下腹部，脐中下 4 寸，前正中线旁开 3 寸

简单取穴

先找到中极穴，从中极穴向旁边量 3 寸处即为子宫穴。

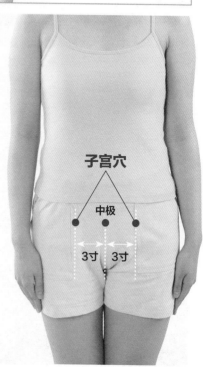

子宫穴

中极

3寸 3寸

独穴按摩一步见效：专家视频演示版

【主治病症】

子宫穴是重要的生殖系统病症治疗穴位之一，是治疗痛经、不孕、月经不调、子宫脱垂、盆腔炎等妇科疾病的主要穴位，对阑尾炎等腹部疾病也有特殊疗效。

【摆脱女人难言苦恼】

痛经常常给女性的工作及生活带来许多苦恼。痛经是指女性在经期或经期前后出现的腰部或小腹疼痛以及冷汗淋漓、手足厥冷、恶心、呕吐等症状，严重时甚至会导致昏厥。痛经病因多且复杂，治疗棘手。根据中医理论"痛则不通"，中医认为痛经常与经络阻滞、气血逆行相关。子宫穴有调经理气的作用，对妇科病症有显著的效果，能有效缓解或辅助治疗痛经。

独穴按摩法

● 痛经时，用食指指腹分别缓缓点揉两侧子宫穴，力道以有酸胀感为宜。

● 保健按摩时，用食指指腹垂直轻揉子宫穴，每次3~5分钟。女性经常按摩子宫穴可以预防妇科疾病。

梁丘穴

扫码看梁丘视频

对付胃痛最有效

《针灸甲乙经》中说："梁丘，足阳明郄，在膝上二寸。"梁，指屋梁、车梁；丘，指丘陵。梁丘穴是足阳明胃经的主要穴位之一，有理气和胃、通经活络的功效。

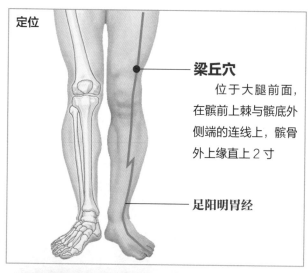

定位

梁丘穴

位于大腿前面，在髂前上棘与髌底外侧端的连线上，髌骨外上缘直上 2 寸

足阳明胃经

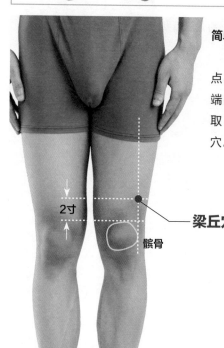

简单取穴

从髌骨最前点与髌骨底外侧端的连线处向上取 2 寸即是梁丘穴。

2寸

梁丘穴

髌骨

独穴按摩一步见效：专家视频演示版

【主治病症】

梁丘穴是重要的治胃病穴位之一，是治疗胃脘疼痛、急性胃炎、胃痉挛、肠鸣泄泻、呕吐等肠胃疾病的主要穴位。此外，它还可以用于治疗膝关节肿痛、伸屈不利、风湿性关节炎等关节疾病，对痛经、乳痈、乳腺炎等疾病也有特殊疗效。

【治疗胃痉挛的急性止痛穴】

经脉之气深聚之处的穴位称为郄穴。梁丘穴是足阳明胃经的郄穴，临床多以梁丘穴为主穴，治疗因胃肠功能障碍而导致的疼痛性疾病。

独穴按摩法

● 急性胃炎、肠炎引发疼痛时，紧急重按梁丘穴，疼痛就会马上缓解。

● 保健按摩时，用双手拇指指尖压迫两侧穴位约 1 分钟，坚持按摩可以起到理气和胃的作用。

● 按摩后，如能配合艾灸，效果更佳。艾灸时，将艾条点燃，举到离穴位皮肤 1~2 厘米高处熏烤约 20 分钟。温度以体感能忍受为宜，注意不要烫伤。

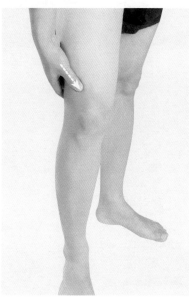
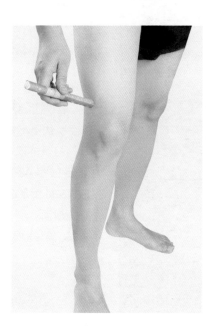

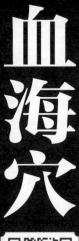

血海穴

扫码看血海视频

治疗痛经第一穴

独穴按摩一步见效：专家视频演示版

　　《针灸甲乙经》："妇人漏下，若血闭不通，逆气胀，血海主之。"血，指气血；海，指海洋。因其善治各种血症，犹如聚溢血重归于海，故名血海。血海穴是足太阴脾经的主要穴位之一，有调经活血、健脾化湿的功效。

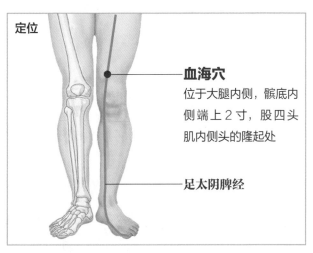

定位

血海穴
位于大腿内侧，髌底内侧端上 2 寸，股四头肌内侧头的隆起处

足太阴脾经

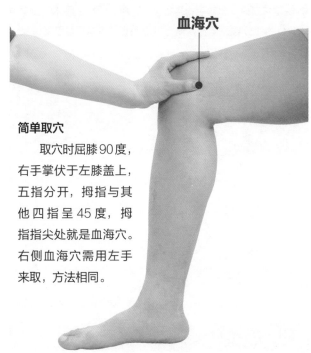

血海穴

简单取穴

　　取穴时屈膝 90 度，右手掌伏于左膝盖上，五指分开，拇指与其他四指呈 45 度，拇指指尖处就是血海穴。右侧血海穴需用左手来取，方法相同。

【主治病症】

血海穴是重要的治血症穴位之一，是治疗月经不调、闭经、痛经、带下、产后恶露不尽等妇科疾病的主要穴位。此外，它还可以治疗贫血、睾丸炎、气逆、腹胀、糖尿病等。对风疹、湿疹、阴部瘙痒、荨麻疹、白癜风等病症也有特殊疗效。

【按压血海，缓解痛经】

《类经图翼》说："主治女子崩中漏下，月事不调，带下，逆气腹胀。"可见，血海穴具有引血归经的功用，善治因血行问题引发的疾病。痛经给广大女性的工作和生活带来许多烦恼甚至痛苦。中医认为，痛经多是因为血瘀不畅、经阻气滞所致的，可以通过刺激血海穴调整子宫气血来缓解。

独穴按摩法

● 痛经、月经不调时，将双手拇指指腹分别放在两侧血海穴上，用力按揉 2 分钟，以局部酸胀为度。

● 保健按摩时，拇指弯曲，用拇指的指尖按揉血海穴。每天早晚各按揉 1 次，每次按揉 3~5 分钟。

● 按摩后，如能配合艾灸，效果更佳。艾灸时，将艾条点燃，在穴位上方 2 厘米高处悬灸，每次灸约 10 分钟，温度以体感能忍受为宜，注意不要烫伤，可每日灸 1 次。

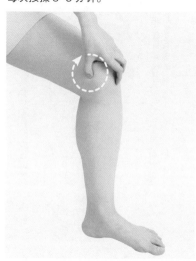
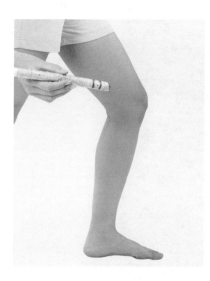

第三章｜缓解疼痛，一个穴位就见效

犊鼻穴

改善膝关节疼痛、酸软

独穴按摩一步见效：专家视频演示版

《黄帝内经·素问》中说："脏俞五十穴，腑俞七十二穴……犊鼻二穴。"犊，指小牛；鼻，指口鼻。因膝盖形如牛鼻，穴在膝眼中，故名犊鼻。犊鼻穴是足阳明胃经的主要穴位之一，是治疗膝关节疾病的常用穴位之一，有通经活络、消肿止痛的功效。

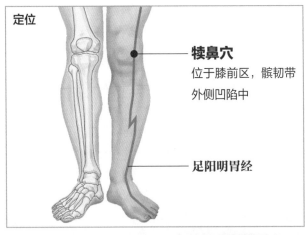

定位

犊鼻穴
位于膝前区，髌韧带外侧凹陷中

足阳明胃经

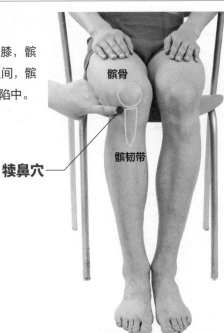

简单取穴

正坐屈膝，髌骨与胫骨之间，髌韧带外侧凹陷中。

髌骨

髌韧带

犊鼻穴

【膝关节疼痛首选穴】

《针灸资生经》中提道："膝及膝下病；膝膑痛肿。"犊鼻穴是足阳明胃经的腧穴，足阳明胃经在腿部循行经过膝盖，下至足趾，因此犊鼻穴是治疗膝关节及以下部位疾病的特效穴。如果经常感到膝中疼痛、酸软，无法站立，或者不能久站，那么可以长期坚持按摩犊鼻穴，具有很好的保健调节作用。

独穴按摩法

● 揉按犊鼻穴5分钟，可减轻剧烈运动造成的膝关节疼痛。长期坚持用拇指指腹按摩犊鼻穴，每次1~3分钟，可以改善膝部疼痛、酸软等症。

● 保健按摩时，双手掌心向下，轻置膝盖上，以中指指腹用力垂直揉按穴位。每天早晚各1次，每次揉按1~3分钟。

● 按摩后，如能配合艾灸，效果更佳。艾灸时，将艾条点燃直接置于该穴位上方熏烤，灸3~9壮。温度以体感能忍受为宜，注意不要烫伤。

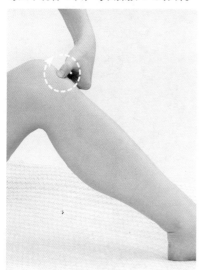

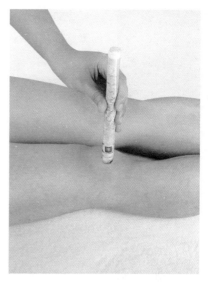

委中穴

缓解腰背痛最见效

独穴按摩一步见效：专家视频演示版

《针灸甲乙经》："在腘中央约纹中动脉。"委，指堆积；中，指穴内气血所在为天、人、地三部的中部。委中穴是足太阳膀胱经的主要穴位之一，又名郄中，是针灸四大要穴之一，有舒筋通络、散瘀活血、清热解毒的功效。

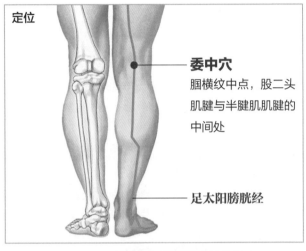

定位

委中穴
腘横纹中点，股二头肌腱与半腱肌肌腱的中间处

足太阳膀胱经

简单取穴
　　膝盖后面凹陷中央的腘横纹中点处就是委中穴。

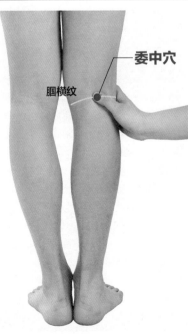

腘横纹

委中穴

【主治病症】

委中穴是治疗腰、背、腿部疾病的重要穴位之一，对治疗坐骨神经痛、腰骶疼痛、膝关节疼痛、小腿疲劳、急性腰扭伤、下肢痹痛等具有重要作用。此外，委中穴还可以用于疔毒、四肢发热、热病汗不出、小便难、中暑、急性胃肠炎、颈部疼痛等的治疗。

【腰背委中求】

"腰背委中求"是《四总穴歌》中对委中穴的功效总结，意思是委中穴善治腰背部疾病，同时包括下肢部位的疾病。委中穴是足太阳膀胱经上的俞穴，类属合穴，足太阳膀胱经为少气多血之经，循行经过背脊、腰、下肢，因此按摩委中穴可以起到舒经活络的作用，对缓解腰背痛最为见效。

独穴按摩法

● 腰背部疼痛时，用拇指的指腹向内用力按揉委中穴，每次左右两侧穴位各按揉1~3分钟，也可以双侧同时按揉。

● 下肢酸胀时，用中指或食指按揉患侧委中穴（拇指于髌骨外侧或膝眼），由轻渐重地按揉2分钟。

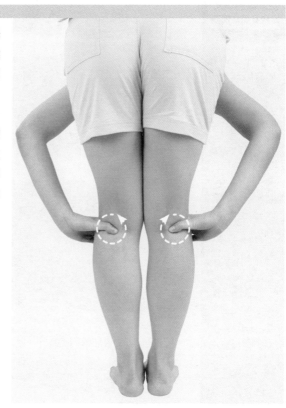

昆仑穴

《黄帝内经·灵枢》："昆仑，在外踝之后，跟骨之上，为经。"昆仑本为山名，因外踝高突如山，穴在其后，故名昆仑穴，昆仑穴是足太阳膀胱经的主要穴位之一，可以对抗多种疼痛，有安神清热、舒筋活络的功效。

脚踝疼痛多拿捏

扫码看昆仑视频

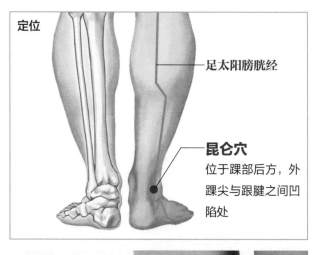

定位

足太阳膀胱经

昆仑穴
位于踝部后方，外踝尖与跟腱之间凹陷处

简单取穴

取穴时，正坐垂足，外踝尖与跟腱水平连线的中点处就是昆仑穴。

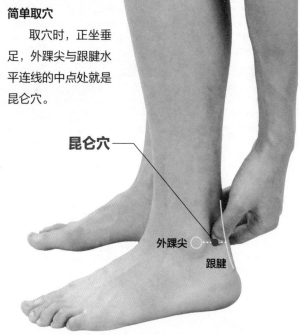

昆仑穴

外踝尖

跟腱

【主治病症】

昆仑穴是重要的止痛穴位之一，是治疗头痛、鼻衄、脖子僵硬、腰骶疼痛、坐骨神经痛、下肢瘫痪、膝关节炎、踝关节扭伤、膝关节周围软组织疾病、外踝部红肿、足部生疮的主要穴位。此外，它还可以治疗甲状腺肿大、脚气、胎盘滞留、痔疮、癫痫、滞产等。

【常按昆仑腿不疼】

《肘后歌》中说："脚膝经年痛不休，内外踝边用意求。"意思是说当出现腿足红肿、脚腕疼痛、脚踝疼痛时，按摩昆仑穴可以疏通经络、消肿止痛，达到较好的治疗效果。昆仑穴是足太阳膀胱经上的经穴，刺激它可导引血液下行，改善腿脚麻木症状。平时有空时按摩此穴并同时转动脚腕，几天后，腿麻的症状便可得到改善。

独穴按摩法

● 腿足红肿、脚腕疼痛、脚踝疼痛时，拇指弯曲，用指节从患侧承山穴开始由上向下轻轻刮按至昆仑穴，反复刮按 1~3 分钟。

● 劳累过度造成腰背酸痛时，用手指按住昆仑穴，再向后面的大筋拨动 1~2 分钟。

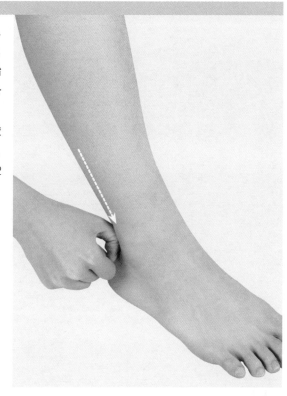

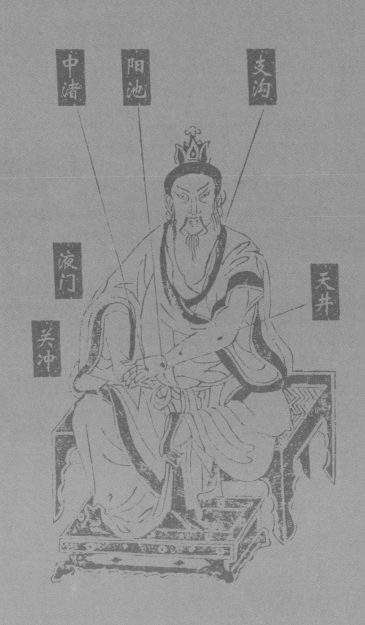

中渚　阳池　支沟

液门

关冲

天井

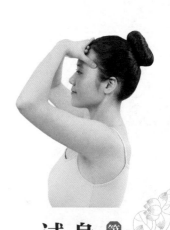

第四章

身心两疲，
试试简易独穴按摩

《针灸甲乙经》:"青盲,远视不明,承光主之。"承,指承受;光,指光明。承光穴是足太阳膀胱经的主要穴位之一,是治目疾的要穴,有清热明目、舒缓身心的功效。

定位

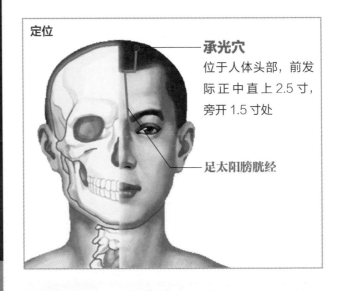

承光穴

位于人体头部,前发际正中直上 2.5 寸,旁开 1.5 寸处

足太阳膀胱经

简单取穴

取五处穴,其直上 1.5 寸处便是承光穴。

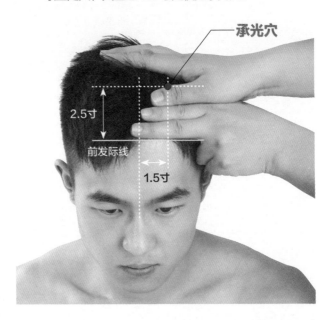

承光穴

2.5寸

前发际线

1.5寸

承光穴是重要的治病穴位之一，是治疗青盲、目眩、目视不明、角膜白斑等眼病的主要穴位。此外，它还可以治疗头痛、鼻塞、口眼㖞斜、面部神经麻痹、鼻息肉、鼻炎、梅尼埃病等头面部病症。

【常按可以放松身心】

《针灸甲乙经》中提道："热病汗不出，而苦呕烦心，承光主之。"承光穴具有医治风眩头痛、欲呕烦心等疾患的作用。承光穴是足太阳膀胱经的腧穴，足太阳膀胱经可治热病。热病多表现出烦躁不安、心慌心悸、紧张多汗、疲惫乏力等症状。按揉承光穴能够让人全身放松。在长时间从事紧张工作或进行了剧烈运动之后，如果身体感到燥热心烦、疲乏不堪，就可以按摩承光穴，使身心放松下来。

独穴按摩法

● 头脑酸胀、身心俱乏时，以双手食指指腹按揉两侧承光穴，每次1~3分钟，可放松身心。

● 保健按摩时，每天坚持按揉承光穴100~200下，不拘时做，能够治疗头痛、目眩。

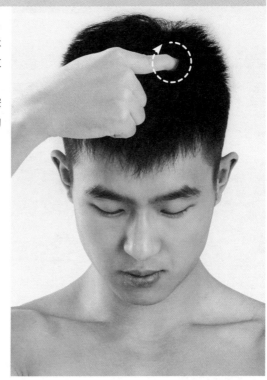

扫码看上星视频

解除脑疲劳的保健穴

《针灸甲乙经》中提道："上星一穴，在颅上，直鼻中央，入发际一寸陷者中，可容豆，督脉气所发，刺入三分，留六呼，灸三壮。"上，指上行；星，指穴内的上行气血如星点般细小。上星穴是督脉在头部的重要穴位之一，具有息风清热、醒脑通窍的功效。

定位

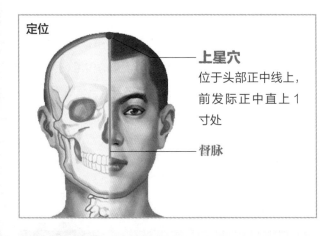

上星穴
位于头部正中线上，前发际正中直上1寸处

督脉

简单取穴

取穴时取正坐位，前发际正中直上1横指的位置就是上星穴。

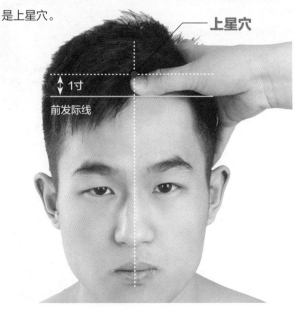

上星穴

1寸

前发际线

【主治病症】

　　上星穴是督脉的重要穴位之一，是治疗面赤肿、秃头、头痛、眩晕、脑疲劳、眼疲劳、近视、角膜炎、目赤肿痛、鼻衄、鼻痛、鼻窦炎等头、面、目、鼻部病症的主要穴位，对发热、癫狂、小儿惊风等也有治疗作用。

【阳精之所聚】

　　《铜人腧穴针灸图经》对上星穴的描述是："治头风，面虚肿，鼻塞不闻香臭，目眩，痎疟振寒，热病汗不出，目睛痛，不能远视。"上星穴属督脉，督脉为阳脉之海，上星穴位于前头部正中，为阳精所聚之处。按摩上星穴可以祛风散热、通经活络、降浊升清，使头目清、精神旺，对解除脑疲劳、通鼻窍、明双目有显著功效。

独穴按摩法

● 脑疲劳时，用食指指腹垂直向下按压上星穴，每次 1~3 分钟。

● 保健按摩时，用拇指或中指先顺时针方向按揉上星穴约 2 分钟，然后逆时针方向按揉约 2 分钟，以酸胀感向整个前头部发散为佳。

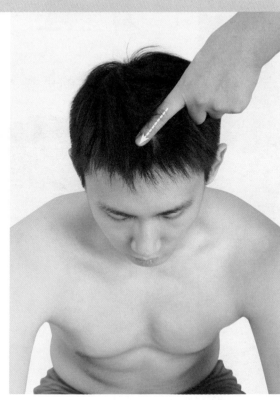

第四章　身心两疲，试试简易独穴按摩

印堂穴

提神醒脑，一按就灵

扫码看印堂视频

《黄帝内经·灵枢》中说："阙者，眉间也。"阙，为印堂穴的别名。印，泛指图章；堂，指厅堂。古代将额部两眉头之间称为"阙"，星相家称之为印堂。印堂穴属经外奇穴，是头部的重要穴位之一，具有清头明目、提神醒脑、通鼻开窍的功效。

定位

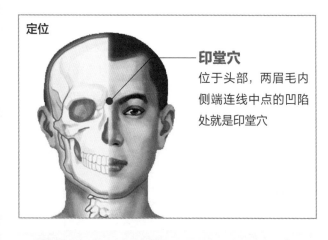

印堂穴
位于头部，两眉毛内侧端连线中点的凹陷处就是印堂穴

简单取穴

两眉头连线与前正中线的交点处即为印堂穴。

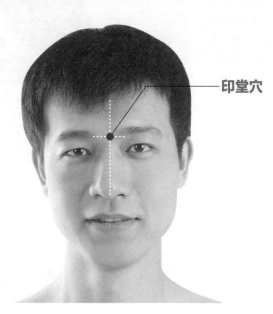

印堂穴

独穴按摩一步见效：专家视频演示版

【主治病症】

印堂穴是治疗头部疾病的重要穴位之一，可以治疗失眠、注意力不集中、头痛、眩晕，还可以治疗眼睛红肿、鼻炎、三叉神经痛、小儿惊风等。神疲脑乏、瞌睡的时候，按揉印堂穴可以起到提神醒脑的作用，效果十分显著。

【按揉印堂常光明】

印堂穴属督脉腧穴，位于头部，因此是治疗头部疾病的重要穴位之一，能清利头目，使头目光明，提神醒脑。印堂穴处在督脉的线上，由于督脉与任脉相通，而任督二脉对十二经脉起着维系与沟通的作用，因此，印堂穴不但能治头部诸症，还能通调十二经脉之气，对全身均起着调整作用。

独穴按摩法

● 工作疲劳、感到困乏时，用食指指腹点按印堂穴 3~5 分钟，可以迅速提神醒脑。

● 保健按摩时，将中指放在印堂穴上，做顺时针或逆时针方向的轻柔推拿，以出现酸胀感为佳，每次 2 分钟。

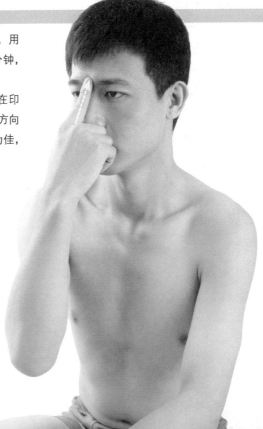

扫码看太阳视频

消除疲劳，缓解压力

独穴按摩一步见效：专家视频演示版

《太平圣惠方》中说："前关二穴，在目后半寸，是穴亦名太阳之穴。"太阳穴是头部的重要穴位，中医经络学上称之为"经外奇穴"，是治疗偏头痛的首选穴位，有清肝明目、消除疲劳的功效。

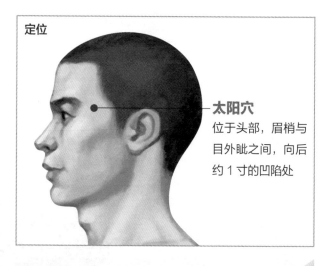

定位

太阳穴
位于头部，眉梢与目外眦之间，向后约 1 寸的凹陷处

简单取穴

外眼角与眉梢连线的中点处向后 1 寸处，可感觉有一凹陷处，按压有酸胀感，即为太阳穴。

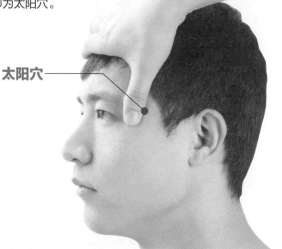

太阳穴

【主治病症】

太阳穴是头部重要的治病和保健穴位之一，是治疗失眠、健忘、癫痫、头痛、眩晕、鼻衄、目赤肿痛、三叉神经痛、面瘫等的主要穴位。此外，经常按摩太阳穴还可以预防感冒、美容除皱。

【消除疲劳，缓解头痛】

头痛是人体常见病症之一，而在头痛的众多症状中，偏头痛又最为常见也最为顽固。太阳穴下存在着丰富的大脑神经，按压太阳穴，可给予疲惫的大脑良性刺激，可激活神经细胞、舒张血管、调节大脑过度兴奋或过度压抑的状况、消除疲劳及因疲劳产生的压力感或胀痛感。因此，在偏头痛发作时，按揉太阳穴是有效的解决之道。如果条件允许，可在实施按摩前以毛巾热敷或冰块冷敷额头，再配合太阳穴按揉，偏头痛会消失得更快。

独穴按摩法

● 每天临睡前及早晨醒来时，用双手食指指腹揉按左右太阳穴各1~3分钟，可促进新陈代谢、健脑提神、养目护身、消除疲劳。

● 头痛、牙疼、眼疲劳时，双手掌根置于太阳穴处，先顺时针按摩20次，再逆时针按摩20次，可稍用力按压。

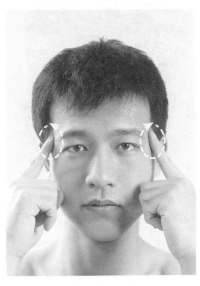
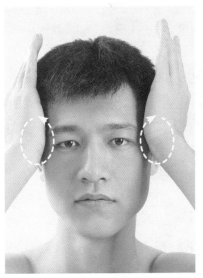

促进睡眠心情好

独穴按摩一步见效：专家视频演示版

《针灸甲乙经》中说："强间，一名大羽，在后顶后一寸五分，督脉气所发。"强，指强硬；间，指中间。强间穴是督脉的主要穴位之一，主治头目、神志疾患等，有平肝息风、宁心安神的功效。

定位

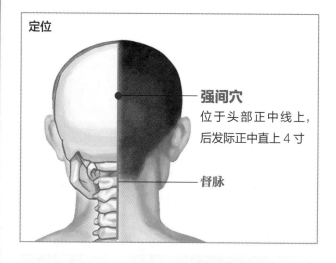

强间穴
位于头部正中线上，后发际正中直上 4 寸

督脉

简单取穴

在头部，后发际正中直上 4 寸处（脑户直上 1.5 寸处）。

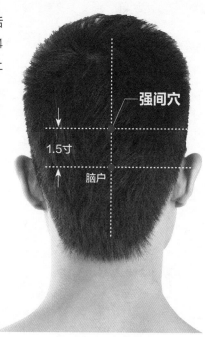

强间穴

1.5寸

脑户

【主治病症】

　　强间穴是重要的治病穴位之一，可以治疗颈项强痛、癫狂、痫症、心烦、失眠、神经性头痛、咳嗽、血管性头痛等。此外，它对目眩、口㖞等也有特殊疗效。

【减压解乏，提升睡眠质量】

　　《针灸大成》中提道："主头痛目眩，脑旋烦心，呕吐涎沫。项强左右不得回顾，狂走不卧。"强间穴是督脉的腧穴，督脉主一身之阳气，而入睡是一个"潜阳"的过程。当工作压力大、生活负担重、生活不规律导致阳气亢盛时，人就会出现经常失眠或者经常在睡梦中被惊醒的情况。这都是睡眠质量不佳的表现。如果遇到这种情况，按压强间穴，有助于提升睡眠质量。

独穴按摩法

　● 睡眠质量不佳时，每晚睡前用拇指指腹揉按强间穴，每次 1~3 分钟，可以促进睡眠。

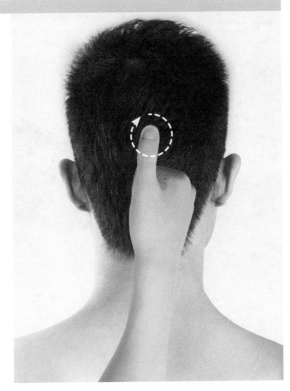

第四章　身心两疲，试试简易独穴按摩

集中精力不走神

独穴按摩一步见效：专家视频演示版

《黄帝内经·灵枢》中说："足阳明有挟鼻入于面者，名曰悬颅。"悬，指悬挂；颅，指头颅。悬颅穴是足少阳胆经的主要穴位之一，有集中心神、清热散风的功效。

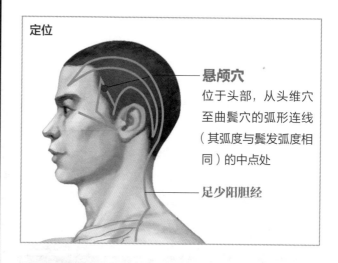

定位

悬颅穴
位于头部，从头维穴至曲鬓穴的弧形连线（其弧度与鬓发弧度相同）的中点处

足少阳胆经

简单取穴

做头维穴和曲鬓穴的弧形连线，连线的中点处即为悬颅穴。

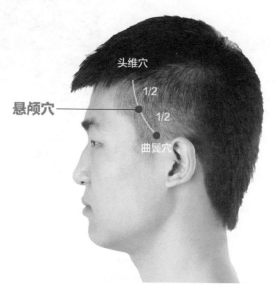

头维穴

1/2

悬颅穴

1/2

曲鬓穴

【主治病症】

　　悬颅穴是重要的治病穴位之一，是治疗头颞、口齿等部位疾病的主要穴位，如偏正头痛、目外眦痛、目眩、目赤肿痛、齿痛、鼻流清涕、衄衊、面痛、面肿等。现在多用悬颅穴治疗鼻炎、神经衰弱、三叉神经痛、结膜炎、角膜炎等。

【止痛消肿精神好】

　　《铜人腧穴针灸图经》："热病，烦满汗不出，头偏痛，引目外眦赤，身热齿痛，面肤赤痛。"悬颅穴是足少阳胆经的腧穴，也是手少阳三焦经、足少阳胆经、足阳明胃经的交会穴，而胆经与肝经互络表里，因此悬颅穴在功能上既可以泻热除烦、宁心安神，也可疏肝行气、通经活络、祛疼疗疾。

独穴按摩法

● 将中指置于悬颅穴上轻轻揉按，每天早晚各1次，每次1~3分钟，有助于集中注意力。

● 保健按摩时，用拇指指腹由下往上揉按穴位，有酸、胀、痛的感觉，重按时鼻腔有酸胀感。每天早晚各揉按一次。

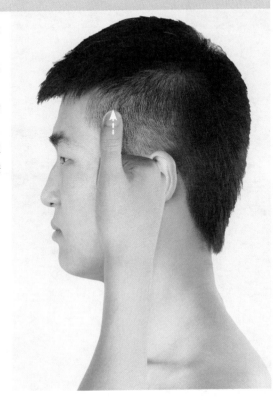

扫码看四白视频

缓解眼疲劳，预防近视、老花眼

《针灸甲乙经》中说："目痛口僻，戾目不明，四白主之。"四，为数词，指四面八方，有周围的含义，指穴所在的周围空间；白，指可见的颜色，肺之色也。四白穴是足阳明胃经的主要穴位之一，是人体常用的明目穴，有通经活络、疏风明目、疏肝利胆的作用。

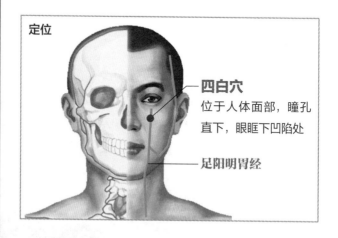

定位

四白穴
位于人体面部，瞳孔直下，眼眶下凹陷处

足阳明胃经

简单取穴

目直视，瞳孔直下，眼眶下方凹陷处即为四白穴。

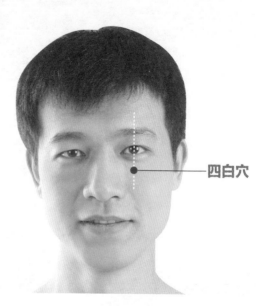

四白穴

独穴按摩一步见效：专家视频演示版

【主治病症】

在中小学生眼保健操中，有一节便是"揉四白穴"。按揉四白穴，可以应对各种眼疾，如近视、目赤肿痛、目翳、眼睑瞤动、迎风流泪、头痛目眩、口眼㖞斜等。此外，经常点压、按摩四白穴，可以消除黑眼圈、改善面部毛孔粗大及色斑等问题，有美容养颜的作用。

【防治眼疾，改善视力】

《针灸大成》中提道："主头痛，目眩，目赤痛，僻泪不明，目痒目肤翳，口僻不能言。"四白穴在目下，善治目眩、目赤、目痒生翳。眼部疾患多属热证，四白穴是足阳明胃经上的腧穴，而足阳明胃经属胃，因此按揉四白穴可以散发脾胃之热，起到预防眼疾的作用。脾胃消化食物、生化气血，而四白穴是胃经循经的上口，按摩四白穴可以调节眼部四周气血，提高眼部功能。对于青少年来说，按揉四白穴，可以防治近视；对于青年人来说，可以消除眼疲劳，改善黑眼圈；对于老年人来说，可以防止老花眼。可以说，四白穴是明目的特效穴位。四白穴的位置有时也是三叉神经痛的位置，所以经常按揉四白穴还对三叉神经痛有一定疗效。

独穴按摩法

● 应对各种眼疾时，将食指指腹按于四白穴处，待出现酸胀感时，由轻渐重，边按边揉，使酸胀感扩散到眼区，时间约2分钟。

● 保健按摩时，先以双手食指稍微用力地点压在四白穴上，再减轻力道轻揉几分钟，坚持一段时间便会达到美白效果。

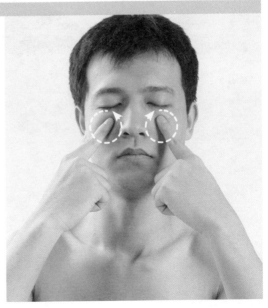

《针灸甲乙经》中说："承泣，在目下七分，直目瞳子。"承，指承接；泣，指眼泪。承泣穴是足阳明胃经的主要穴位之一，有散风清热、明目止泪的功效。

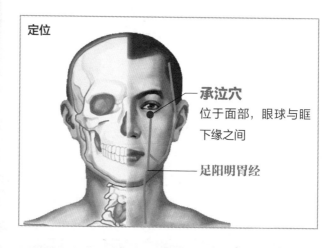

定位

承泣穴
位于面部，眼球与眶下缘之间

足阳明胃经

简单取穴

目直视，瞳孔直下，眼球与眼眶下缘之间就是承泣穴。

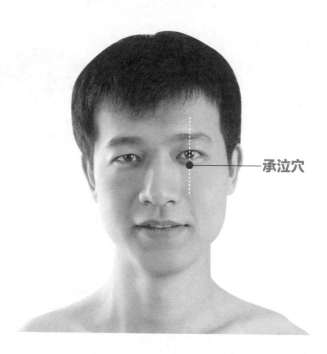

承泣穴

【主治病症】

承泣穴是重要的治病穴位之一，是治疗目赤肿痛、视力模糊、白内障、近视、远视、夜盲、眼颤动、眼睑痉挛、角膜炎、视神经萎缩、眼睛疲劳、迎风流泪、老花眼、急慢性结膜炎、散光、青光眼等各种眼病的主要穴位。

【消除眼袋、黑眼圈】

《备急千金方》中提道："目不明，泪出，目眩晡，瞳子痒，远视漠漠，昏夜无见，目瞤动，与项口参相引。僻口不能言。"承泣穴是足阳明胃经的腧穴，具有将体内胃经的营养物质及能源输送至头面部的功能。按摩能激活承泣穴的这种功能，可强化营养眼部、缓解眼部不适、专治眼部疾患。因此经常按摩承泣穴，不仅能预防眼病，还能营养眼周、消除眼袋和黑眼圈，有美容养颜的作用。

独穴按摩法

● 预防黑眼圈时，双手食指伸直，以食指指腹揉按左右穴位，每次1~3分钟。经常按摩可以促进眼部血液循环。

● 保健按摩时，用拇指或食指同时点按承泣穴30~50次，以局部有酸胀感为佳，每天3~5次。

● 按摩后，如能配合艾灸，效果更佳。艾灸时，将艾条点燃，在承泣穴上方以打圈的方式熏烤10分钟。注意应上有力下无力，温度以体感能忍受为宜，不要烫伤。

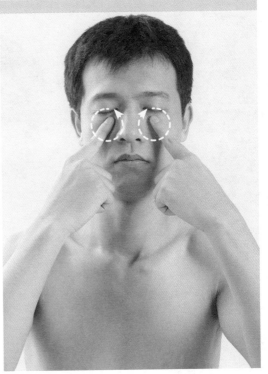

保养呼吸系统

独穴按摩一步见效：专家视频演示版

《针灸甲乙经》中说："在中府下一寸六分陷者中。"周，指周身；荣，通"营"，指营养。周荣穴属足太阴脾经，脾脏统血、散精、营养周身，故名周荣穴，有调和营气、荣养周身的功效。

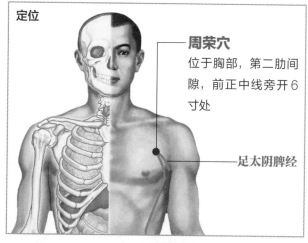

定位

周荣穴
位于胸部，第二肋间隙，前正中线旁开6寸处

足太阴脾经

简单取穴

先从乳头向外量3横指，再向上两个肋间隙，按压有酸胀感处即为周荣穴。

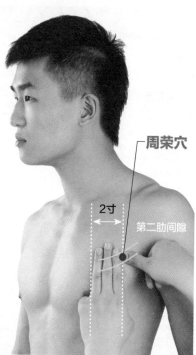

周荣穴

2寸

第二肋间隙

【主治病症】

　　周荣穴是重要的治病穴位之一，可宣肺平喘、理气化痰，是治疗胸胁胀满、心烦气躁、胁肋痛、咳嗽、气逆等的主要穴位。此外，它对支气管炎、支气管扩张、食道狭窄、胸膜炎、食欲不振等也有特殊疗效。

【止咳平喘有特效】

　　《外台秘要》中提道："主治胸胁满，不得俯仰，饮食不下，咳唾陈脓。"周荣穴属足太阴脾经。足太阴之气，靠近心胃肺肾各经，援引诸经，助脾统血，渐成细流，散布而滋养全身。因此，不管是咳嗽、咳痰，还是胸胁胀满，都可以通过按摩周荣穴得到一定程度的缓解。

独穴按摩法

　● 咳嗽或者胸胁胀满时，中间三指并拢，以指腹揉按穴位 1~3 分钟，每天早晚各 1 次。

　● 保健按摩时，用拇指按揉周荣穴100~200 次，长期坚持对呼吸系统有很好的保养作用。

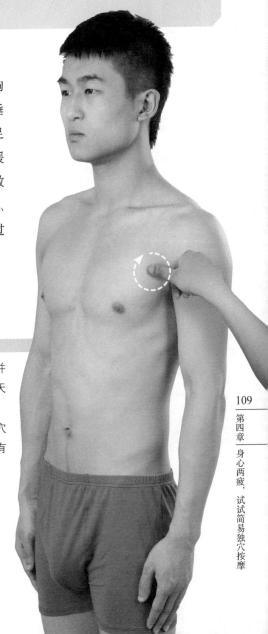

神门穴

扫码看神门视频

宁心提神效果好

独穴按摩一步见效：专家视频演示版

《针灸甲乙经》中说："神门者，土也，一名兑冲，一名中都。"神，指心神；门，指门户。神门穴是手少阴心经的主要穴位之一，有补益心气、通经活络的功效。

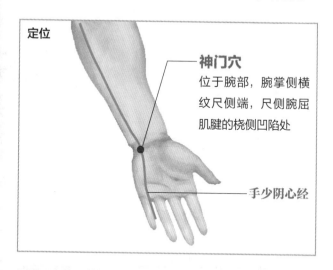

定位

神门穴
位于腕部，腕掌侧横纹尺侧端，尺侧腕屈肌腱的桡侧凹陷处

手少阴心经

简单取穴

在前臂掌面，靠近小指侧，可摸到一条突起的腱，即为尺侧腕屈肌腱，在尺侧腕屈肌腱的桡侧缘可摸到一凹陷处，即为神门穴。

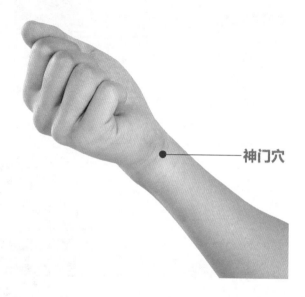

神门穴

【主治病症】

　　神门穴是重要的治病穴位之一，是治疗头痛、多梦、健忘、心烦、失眠、便秘、食欲不振、糖尿病、高血压等的主要穴位。此外，它还可以治疗扁桃体炎、心悸、心绞痛、目眩、手臂疼痛等，对癔症、癫痫、痴呆、惊悸、怔忡等神志病也有特殊疗效。

【安神固本之要穴】

　　《通玄指要赋》中提道："神门去心性之痴呆。"神门穴为手少阴心经五输穴之输穴，五行属土，是心气出入的门户，常取神门穴以开心气之郁结。有句俗话说："晚上睡不着，按按神门穴。"现代社会节奏快，人们工作压力大、经常熬夜、睡眠不足、精神疲累，经常按压神门穴，能够提神解乏，有助于改善精神状况。

独穴按摩法

● 每天早晚用拇指指甲尖垂直掐按神门穴，每次1~3分钟，可调理心烦、失眠、糖尿病、高血压等症。

● 保健按摩时，一手拇指尖掐按对侧神门穴约1分钟，左右手交替进行，以局部有酸胀感为佳。

● 按摩后，如能配合艾灸，效果更佳。艾灸时，用灸条对准穴位，在穴位上方6厘米高处进行灸烤，以皮肤红润、充血为度。温度以体感能忍受为宜，注意不要烫伤。

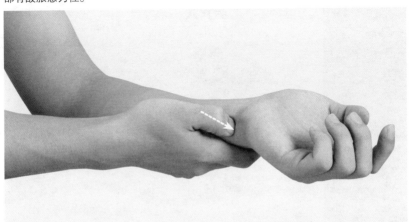

劳宫穴

扫码看劳宫视频

安神解疲劳

《黄帝内经·灵枢》中说："心出于中冲……溜于劳宫,劳宫,掌中中指本节之内间也,为荥。"劳,指劳动;宫,指中央。劳宫穴是手厥阴心包经的主要穴位之一,有清心泻热、开窍醒神、消肿止痒的功效。

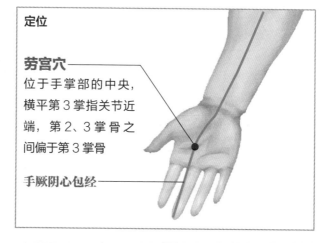

定位

劳宫穴
位于手掌部的中央,横平第3掌指关节近端,第2、3掌骨之间偏于第3掌骨

手厥阴心包经

简单取穴

取穴时,握拳屈指,中指指尖处就是劳宫穴。

劳宫穴

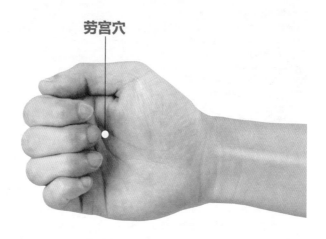

独穴按摩一步见效:专家视频演示版

【主治病症】

　　劳宫穴是重要的治病穴位之一，是治疗食欲不振、热病、汗多、心烦、口腔溃疡、高血脂、高血压等的主要穴位。此外，它还可以治疗呕吐、中风昏迷、中暑、癫狂、癔症、小儿惊厥、心绞痛等急症，对手掌多汗、手指麻木、手癣、口疮、口臭、口腔炎、齿龈炎、糖尿病、吞咽困难、黄疸等也有特殊疗效。

【清胸膈积热，开七情郁结】

　　《脉经》中提道："心病，其色赤，心痛短气，手掌烦热，或啼笑骂詈，悲思愁虑，面赤身热，其脉实大而数，此为可治。"劳宫穴是手厥阴心包经的荥穴，五行属火。手厥阴心包经属心，"心开窍于舌"，故劳宫穴能治疗口疮、口臭、掌心热；"心主神明"，故劳宫穴可用于治疗神志病，清胸膈积热、开七情郁结。劳宫穴也有开窍醒神之功，经常点压劳宫穴，能够控制血压，使血压逐渐恢复正常。

独穴按摩法

● 用拇指指腹揉按劳宫穴，每次1~3分钟，可以缓解身体疲劳，安神定志，集中注意力。

● 保健按摩时，用一手拇指按于劳宫穴，前后、左右方向各推揉劳宫穴2分钟，左右手交替，以局部有酸胀感为佳。

● 按摩后，如能配合艾灸，效果更佳。艾灸时，将艾条的一端点燃，悬于该穴位上方的2厘米高处，熏烤5~10分钟。温度以体感能忍受为宜，注意不要烫伤。

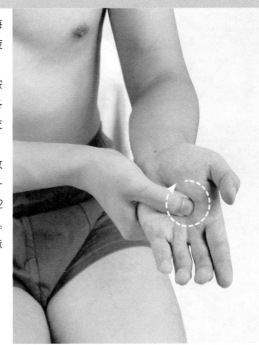

扫码看少冲视频

缓解不适情绪

《针灸甲乙经》中说："少冲，在手小指内廉之端，去爪甲如韭叶。"少，指幼小；冲，指冲动。少冲穴是手少阴心经的主要穴位之一，脉气由此涌出并沿经脉上行，有生发心气、清热息风、醒神开窍的功效。

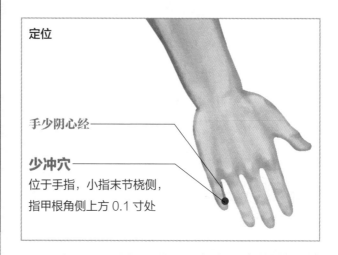

定位

手少阴心经————

少冲穴————
位于手指，小指末节桡侧，指甲根角侧上方 0.1 寸处

简单取穴

取穴时，伸小指，指甲底部与指桡侧引线交点处就是少冲穴。

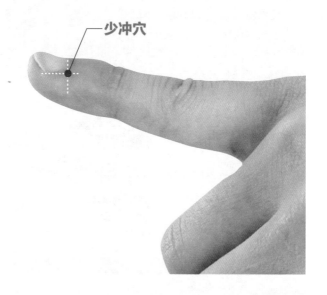

少冲穴

独穴按摩一步见效：专家视频演示版

【主治病症】

少冲穴是重要的治病穴位之一，是治疗高热、心悸、癫狂、热病、中风昏迷、黄疸、胸痛等的主要穴位。此外，它还可以治疗心痛、肋间神经痛、喉炎、结膜炎、上肢肌肉痉挛等疾病，对休克、小儿惊厥、癫痫等急症也有急救功效。

【缓解不适情绪】

《类经图翼》中提道："主心火炎上，眼赤。"当心火过旺时，人就表现得焦躁不安。少冲穴是手少阴心经上的井穴，五行属木。手少阴心经之气，由少冲穴通里传接手太阳经，为由阴转阳之经路。因此少冲穴有调和阴阳的作用。人体中阴气强于阳气，或者阳气强于阴气，都会导致情绪的变化。经常按揉少冲穴，可以使阴阳平衡，缓解不适情绪。另外，当心脏病或者中风发作时，一边将病人迅速送往医院急救，一边掐按病人的少冲穴，可以发挥流通气血的作用。

独穴按摩法

● 情绪焦虑时，拇指垂直掐按少冲穴，先左手后右手，每次掐按3~5分钟。

● 保健按摩时，用拇指和食指捏住穴位并用拇指的指腹用力按揉少冲穴3分钟。长期坚持有利于心脏健康。

● 按摩后，如能配合艾灸，效果更佳。艾灸时，点燃枣核大的艾炷，将其放于该穴位处，当感到烫时，便用镊子将艾炷夹去或压灭，灸3~5壮。温度以体感能忍受为宜，注意不要烫伤。

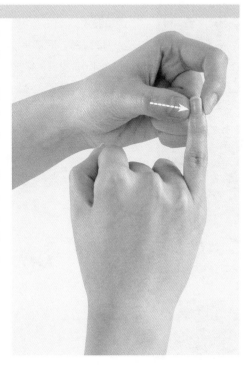

太冲穴

扫码看太冲视频

理气舒肝，化解怒气

《黄帝内经·灵枢》中说："肝出于大敦……注于太冲，太冲行间上二寸陷者之中也，为输。"太，有大的意思；冲，指冲射之状。太冲穴是足厥阴肝经的主要穴位之一，有平肝泄热、舒肝养血、清利下焦的功效。

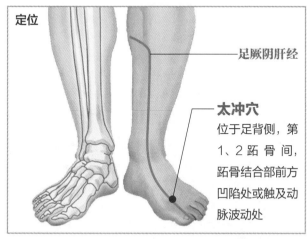

定位

足厥阴肝经

太冲穴

位于足背侧，第1、2跖骨间，跖骨结合部前方凹陷处或触及动脉波动处

简单取穴

取穴时，沿第1、2趾间横纹向足背上推，感觉到有一凹陷处，就是太冲穴。

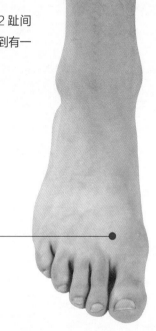

太冲穴

独穴按摩一步见效：专家视频演示版

太冲穴是重要的治病穴位之一，是治疗目赤肿痛、头痛、眩晕、高血压、失眠、月经不调、胸胁胀痛、腹痛腹胀、咳逆、食欲缺乏、大便困难或溏泄等的主要穴位。此外，它还可以治疗肝炎、功能性子宫出血、遗尿、泌尿系感染、肠炎、咽痛喉痹、乳痈、颈淋巴结核、血小板减少症、四肢关节疼痛、肋间神经痛、耳聋等，对心绞痛、昏迷、下肢痉挛等急症也有特殊疗效。

【按揉太冲，清肝消气】

"大动肝火"这个词常被用来形容人的脾气大。脾气大、性格急躁，与肝火旺盛有着密切的关系。中医认为，肝为"将军之官"，主怒。太冲穴是足厥阴肝经的输穴和原穴，五行属土，是肝经大的通道所在，即元气所居之处。人在生气发怒时，肝也会受到影响，作为肝经上的太冲穴就会出现异常现象，因此，刺激此穴有助于打通整条肝经的经脉，起到理气消肝、增强体内血气供应、疏通郁结、化解心中怒气、疏解情绪的作用。

独穴按摩法

● 焦虑时，用拇指指腹按压或用牙签钝头点按该穴 5~8 分钟，注意按压力度可稍大，以有酸胀痛感最好。

● 保健按摩时，以食指指尖垂直向下揉按，有特殊胀、酸、疼痛的感觉最好。每次左右各按揉 3~5 分钟，先左后右。

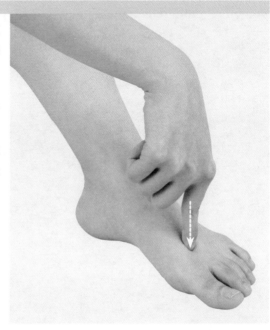

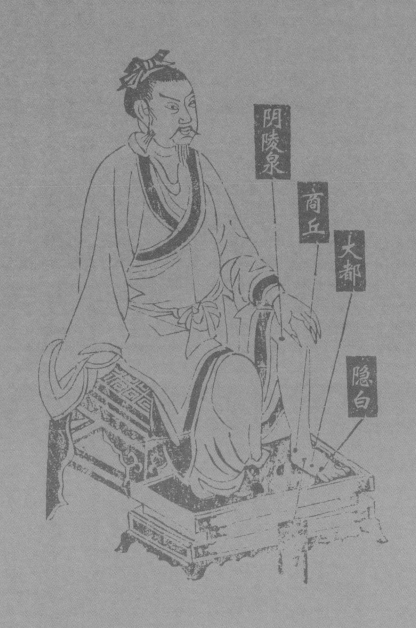

阴陵泉

商丘

大都

隐白

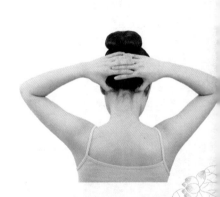

第五章

祛病疗疾，
独穴方便好用

扫码看曲差视频

独穴按摩一步见效：专家视频演示版

《针灸甲乙经》中说："头痛身热，鼻塞，喘息不利，烦满汗不出，曲差主之。"曲，指弯曲；差，指不齐。曲差穴是足太阳膀胱经的主要穴位之一，有清热、明目、利窍的功效。

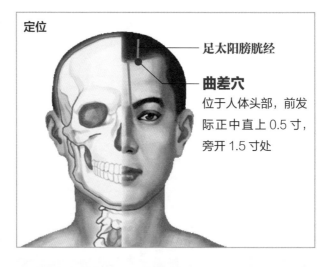

定位

足太阳膀胱经

曲差穴
位于人体头部，前发际正中直上 0.5 寸，旁开 1.5 寸处

简单取穴

取坐位，抬头，前发际正中直上 0.5 寸，再旁开 1.5 寸，即为曲差穴。

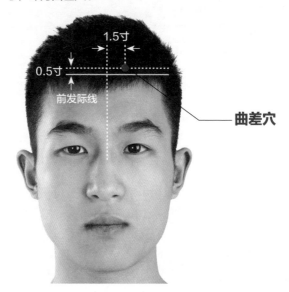

1.5寸

0.5寸

前发际线

曲差穴

【主治病症】

曲差穴是重要的治病穴位之一，是治疗鼻塞、鼻衄、鼻息肉、鼻炎等鼻病的主要穴位。此外，它还可以治疗头痛、面神经麻痹、三叉神经痛、目视不明等头面部病症，对心中烦闷、热病汗不出、喘息不利等也有特殊疗效。

【鼻窍通透有曲差】

《针灸大成》中提道："主目不明，鼽衄，鼻塞，鼻疮，心烦满，汗不出，头顶痛，项肿，身体烦热。"曲差穴是足太阳膀胱经上的腧穴，对鼻塞、头痛、目视不明具有良好的治疗作用，常用来治疗鼻病，如鼻塞、流鼻涕、鼻炎等。当感觉鼻子不舒服，或者有鼻塞不通、不断地流鼻涕等不适时，只需要按一按、揉一揉曲差穴，就能够缓解病情。

独穴按摩法

● 用食指指腹按压曲差穴，每次左右各 1~3 分钟，可缓解鼻塞、流鼻涕等症状。

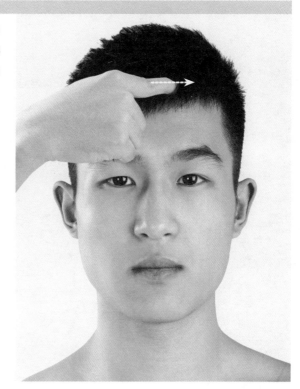

扫码看迎香视频

《针灸甲乙经》中说："迎香，一名冲阳，在禾髎上鼻孔旁。"迎，指迎接；香，指香气。迎香穴是手阳明大肠经的主要穴位之一，善治鼻病，有祛风通窍、理气止痛的功效。

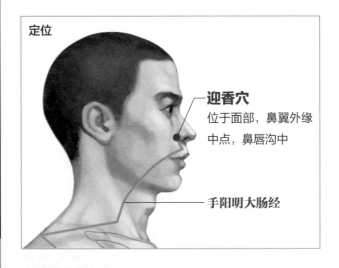

定位

迎香穴
位于面部，鼻翼外缘中点，鼻唇沟中

手阳明大肠经

简单取穴

鼻翼外缘中点旁，在鼻唇沟中就是迎香穴。

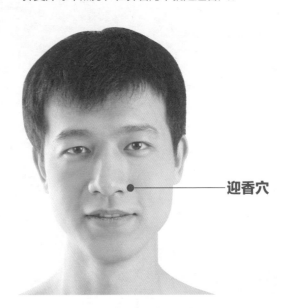

迎香穴

　　迎香穴是重要的治病穴位之一，是治疗鼻塞、过敏性鼻炎、鼻衄、鼻息肉、嗅觉减退等鼻病的主要穴位。此外，它还可以治疗面神经麻痹、黄褐斑、酒糟鼻、口歪、面痒等面部病症，对胆道蛔虫病、便秘等也有特殊疗效。

【治疗鼻病的第一选择】

　　现在环境污染比较严重，鼻炎困扰着很多人，经常出现的鼻塞、流鼻涕、打喷嚏、鼻头红肿，都令人感到烦恼。而迎香穴善治鼻病，是手阳明大肠经上的腧穴。《针灸甲乙经》中提道："鼻鼽不利，窒洞气塞，喝僻多涕，鼽衄有痈，迎香主之。"要解决鼻病的烦恼，可经常按摩迎香穴，有助于保持鼻子舒畅。

独穴按摩法

● 遇到伤风引起的流鼻涕、鼻塞或者过敏性鼻炎时，用食指按压迎香穴至发热，便可立即缓解症状。

● 以食指指腹垂直按压，或单手拇指与食指弯曲合拢，用指尖直接垂直按压该穴位。每天按压 2 次，每次 1~3 分钟。

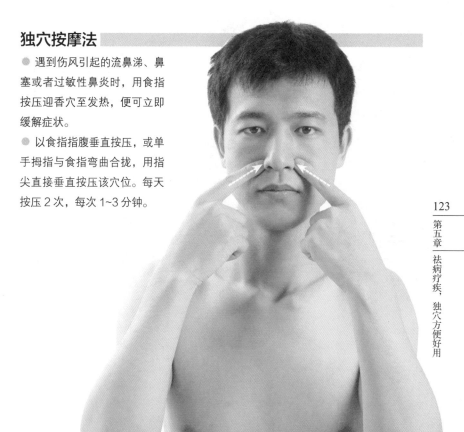

改善耳部疾病症状

独穴按摩一步见效：专家视频演示版

《针灸甲乙经》中说："耳门，在耳前起肉当耳缺者。"耳，指耳窍；门，指门户。耳门穴是手少阳三焦经的主要穴位之一，是治疗耳病的专用穴，有开窍聪耳、泄热活络的功效。

定位

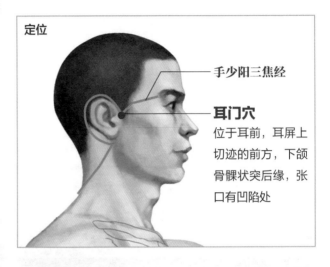

手少阳三焦经

耳门穴
位于耳前，耳屏上切迹的前方，下颌骨髁状突后缘，张口有凹陷处

简单取穴

在面部，先找到耳屏（外耳门前缘的皮肤及软骨形成的小突起）。耳屏上缘的前方，张口有凹陷处，即为耳门穴。

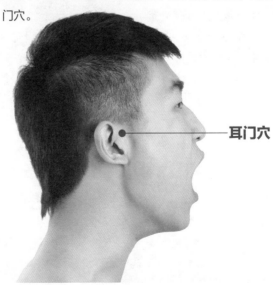

耳门穴

【主治病症】

耳门穴是重要的治病穴位之一,是治疗耳鸣、耳疮流脓、耳道炎、重听、耳聋等一切耳病的主要穴位。此外,它还可以治疗头晕、下颌关节炎、面部肌肉酸痛、牙疼、牙周炎等。

【耳前门户】

俗话说:"穴当耳前,犹如门户。"耳门穴如其名,位于耳前,常作为耳部要穴,治疗诸多耳部疾患。据《针灸甲乙经》记载,"耳鸣聋,头颌痛,耳门主之。"耳门穴是手少阳三焦经上的腧穴,手少阳三焦经属火,而耳病常伴有耳道灼热、瘙痒、疼痛感,多由热证引起,故可以通过按摩耳门穴来祛耳病热邪。耳门穴临近下颌,因此,也可用于治疗下颌关节以及牙齿部位的疾病。

独穴按摩法

● 每天早晚用食指揉按左右耳门穴1次,每次1~3分钟,可改善和治疗耳鸣、中耳炎、耳道炎、重听等耳部疾病。

● 保健按摩时,双手拇指相对,同时轻轻用力按压耳门穴半分钟,然后自上而下推耳前18次,以局部有酸胀感为佳。

● 按摩后,如能配合艾灸,效果更佳。艾灸时,将艾条的一端点燃,悬于该穴位的2厘米高处,熏烤10~20分钟。温度以体感能忍受为宜,注意不要烫伤。

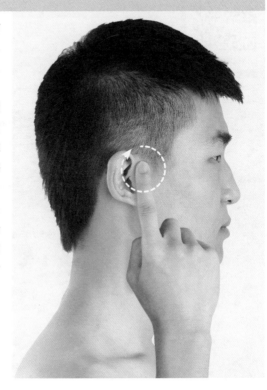

耳和髎穴

扫码看耳和髎视频

耳鸣、耳聋的克星

《针灸甲乙经》中说："和髎，在耳前兑发下横动脉。"耳，指耳窍；和，指调和；髎，指骨隙。耳和髎穴是手少阳三焦经的主要穴位之一，是治疗耳病的重要穴位，有祛风通络、和调听觉的功效。

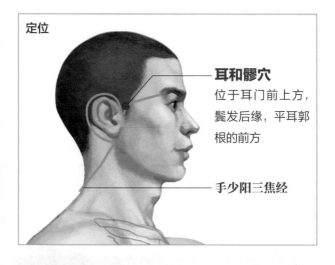

定位

耳和髎穴
位于耳门前上方，
鬓发后缘，平耳郭
根的前方

手少阳三焦经

简单取穴

取穴时，在头侧部，鬓发后缘作垂直线，耳郭根部作水平线，二者交点处就是耳和髎穴。

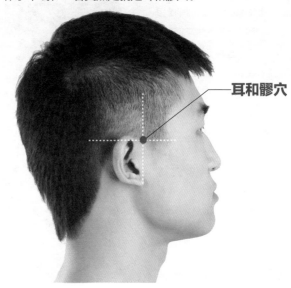

耳和髎穴

独穴按摩一步见效：专家视频演示版

【主治病症】

　　耳和髎穴是重要的治病穴位之一，是治疗耳鸣、耳聋、耳痛等耳病的主要穴位。此外，它还可以治疗鼻肿、流涕、牙关拘急、口眼㖞斜、头重痛、下颌关节炎、面神经麻痹等头面部疾病。

【五官疾病皆可治】

　　《针灸甲乙经》中说："鼻和则能知香臭，口和则能别五味，耳和则能知五音，目和则能视五色。"意思是刺激耳和髎穴可以使耳、鼻、口、目各部恢复正常。耳和髎穴是手少阳三焦经上的腧穴，也是手太阳小肠经、手少阳三焦经、足少阳胆经的交会穴，因此，耳和髎穴可以联系头面各部，善治头面及耳部疾患。经常按摩耳和髎穴，能使耳聪目明，可预防疾病。

独穴按摩法

● 常用食指指腹轻轻按揉耳和髎穴，每次 3~5 分钟，可预防面部痉挛，改善耳鸣耳聋症状。

● 保健按摩时，双手拇指相对，同时轻轻用力按住耳和髎穴半分钟，然后顺时针方向揉约 2 分钟，以局部有酸胀感为佳。

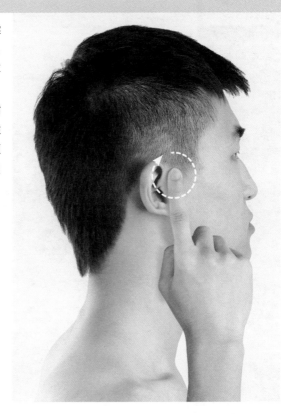

翳风穴

迅速止嗝，善祛风疾

独穴按摩一步见效：专家视频演示版

《针灸甲乙经》中说："翳风，在耳后陷者中，按之引耳中，手足少阳之会。"翳风穴是手少阳三焦经的主要穴位之一，有聪耳通窍、益气补阳的功效。

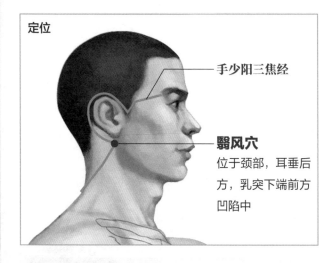

定位

手少阳三焦经

翳风穴
位于颈部，耳垂后方，乳突下端前方凹陷中

简单取穴

将耳垂向后按压，在正对耳垂边缘的凹陷处就是翳风穴。

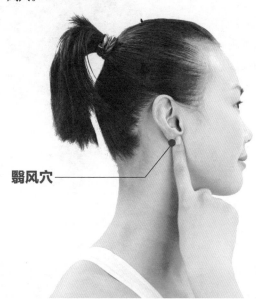

翳风穴

　　翳风穴是重要的治病穴位之一，是治疗呃逆、头痛、头昏目眩、耳鸣、耳聋、中耳炎、三叉神经痛、牙疼、腮腺炎、下颌关节炎、口眼㖞斜、甲状腺肿、面神经麻痹等头面部病症的主要穴位。它对失眠、痉病、狂疾等也有特殊疗效。

【快消呃逆避尴尬】

　　《针灸大成》中提道："主耳鸣耳聋，口眼斜，脱颔颊肿，口噤不开，不能言，口吃，牙车急，小儿喜欠。"翳风穴是手少阳三焦经上的腧穴，也是手少阳三焦经、足少阳胆经的交会穴，主要用于面颊、耳部疾病的治疗。现代研究表明，对翳风穴进行强刺激可以消除呃逆。翳风穴还是改善大脑供血的特效穴位。按摩翳风穴可以增加血流量、增加氧含量、改善大脑供血状况、消除大脑疲劳状况、松弛大脑神经，使人气血充足、神采飞扬。

独穴按摩法

● 用手指尖大力按压翳风穴，一般5分钟内就可以止嗝。

● 保健按摩时，两手拇指或中指分别按在左右翳风穴上，同时先顺时针方向按揉约2分钟，然后再逆时针方向按揉约2分钟，以局部感到酸胀为佳。

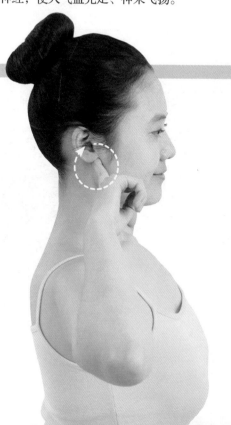

风池穴

扫码看风池视频

疏风散寒治感冒

130

独穴按摩一步见效：专家视频演示版

《黄帝内经·灵枢》云："风池穴在颞颥后发际陷者中，手少阳、阳维之会。"风，指穴内物质为天部的风气；池，屯居水液之器也，指穴内物质富含水湿。风池穴是足少阳胆经在头部的要穴，是头部抵御风邪的门户，有疏风散寒、活血止痛、清利头目的功效。

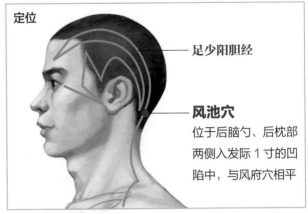

定位

——足少阳胆经

风池穴
位于后脑勺、后枕部两侧入发际 1 寸的凹陷中，与风府穴相平

简单取穴

在后脑勺发际线上 1 寸水平，从耳后面向后正中线摸，摸过一条明显的肌肉，该肌肉与另一肌肉之间的凹陷处，即为风池穴。

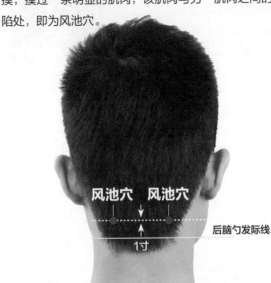

风池穴　风池穴

后脑勺发际线

1寸

【主治病症】

风池穴是头部抵御风邪入侵的重要穴位之一，是治疗感冒、头痛、肩颈痛、眩晕、目不明、目赤痛、眼目生花、咽喉病、耳病、鼻炎、口眼㖞斜等头面部病症的主要穴位。此外，它还可以治疗失眠、健忘、落枕，对高血压、近视等也有特殊疗效。

【头部抵御外邪的门户】

《八十一难经》中有记载，"风池者，脑户也"；《资生经》里也提道："风池疗脑痛"。风池穴是头部抵御外邪的门户，善治头面部疾病。感冒多由风寒或风热之邪引起，当出现头晕、头痛、恶心、肩颈酸痛、鼻塞流涕等症状时，按摩风池穴可以达到缓解感冒症状的目的。风池穴是足少阳胆经上的腧穴，足少阳胆经属胆，其循行过程中流经侧头、颈、胸胁，联络肝胆。因此，风池穴是治疗头晕、头痛等疾患的首选用穴。肝胆主情志热病，调理肝胆可以缓解疲劳、平息肝火。

独穴按摩法

● 风寒感冒时，取端坐位，将双手拇指指腹放于两侧风池穴处，先点按半分钟，再向外按揉2分钟，力量由轻渐重。每日2~3次。

● 保健按摩时，以两手的拇指在此穴上由下往上揉按，每次按压不少于32下，有酸、胀、痛的感觉，重按时鼻腔有酸胀感，且次数多多益善，可预防感冒。每天早晚各揉按1次，每次左右（或双侧同时）揉按1~3分钟，可缓解头颈疼痛、预防感冒。

● 将四指指头变成爪形撮到一起，叩打风池穴，可以起到祛风寒、风热，以及缓解疲劳、清醒五官的作用。

人迎穴

扫码看人迎视频

调节高血压

《黄帝内经·素问》中提道："足阳明脉气所发者，六十八穴……人迎各一。"人，指人体与生命；迎，指接受。人迎穴是足阳明胃经的主要穴位之一，有利咽散结、降压平喘的功效。

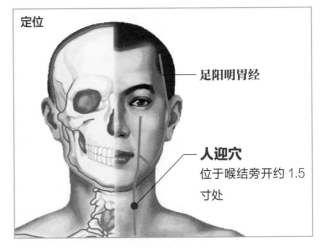

定位

足阳明胃经

人迎穴
位于喉结旁开约 1.5 寸处

简单取穴

正坐仰靠，喉结旁开 1.5 寸，胸锁乳突肌前缘，颈总动脉搏动处即是人迎穴。

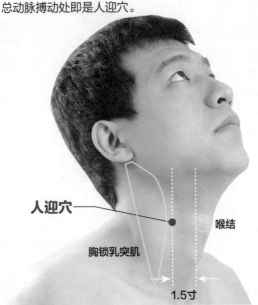

人迎穴

喉结

胸锁乳突肌

1.5寸

独穴按摩一步见效：专家视频演示版

【主治病症】

人迎穴是重要的治病穴位之一，是治疗咳嗽、支气管炎、咽喉炎、扁桃腺炎、咽喉肿痛、气喘、瘰疬、瘿气等的主要穴位。此外，它还可以治疗高血压、胸满气逆、食欲不振、肺结核、咯血、慢性风湿性关节炎、头痛、痛风、心绞痛等。

【调控高血压】

《黄帝内经·灵枢》中提道："一次任脉侧之动脉，足阳明也，名曰人迎。"人迎穴是足阳明胃经上的腧穴，是足阳明胃经、足少阳胆经、阳维脉的交会穴。人迎穴在三条阳脉交会之处，对阳气的控制力较强，突出表现在调控高血压方面。现代研究表明，刺激人迎穴能使血压显著下降，尤其是对收缩压，效果最明显。而且人迎穴处在颈总动脉搏动处，经常按摩能防治高血压。

独穴按摩法

● 常用拇指指腹轻轻上下按压人迎穴，每次 1~3 分钟，可以促进血液循环、调节血压、清咽利喉。

● 保健按摩时，用食指分别按揉颈两侧的人迎穴 2 分钟，手法宜轻柔，以局部有酸胀感为宜。

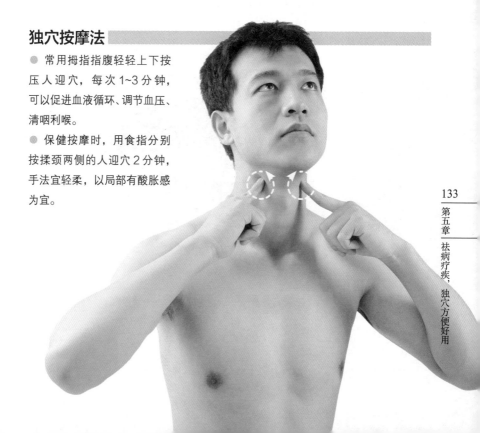

133

第五章 祛病疗疾，独穴方便好用

《黄帝内经·灵枢》中说："二次脉，手阳明也，名曰扶突。"扶，指旁边；突，即隆起，指喉结。扶突穴是手阳明大肠经的主要穴位之一，有清咽消肿、理气降逆的功效。

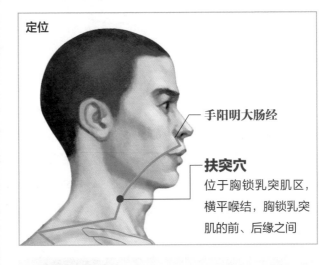

定位

手阳明大肠经

扶突穴
位于胸锁乳突肌区，横平喉结，胸锁乳突肌的前、后缘之间

简单取穴

正坐，头微侧仰，先取甲状软骨与舌骨之间的廉泉穴，再从廉泉穴向外 3 寸，胸锁乳突肌的胸骨头与锁骨头之间。

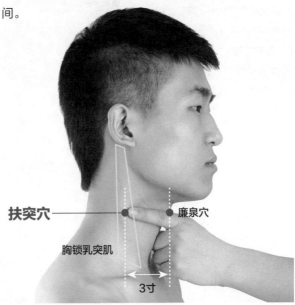

扶突穴　　　　　　　　廉泉穴

胸锁乳突肌

3寸

【主治病症】

扶突穴是重要的治病穴位之一，是治疗咳嗽、气喘、咽喉肿痛、吞咽困难、失音、瘿气、瘰疬、打嗝、甲状腺肿、甲状腺功能亢进、急性舌骨肌麻痹、嘶哑、咽喉炎等的主要穴位。

【嗓干气燥需"水泉"】

《针灸甲乙经》中提道："咳逆上气，咽喉鸣喝，喘息，扶突主之。"《黄帝内经·灵枢》中把扶突穴称为水穴、水泉穴。扶突穴是手阳明大肠经上的腧穴，大肠经的经气在扶突穴吸热后上行至头、面部。经常按摩扶突穴，能够引水湿之气润喉利咽，发挥止咳平喘的奇效。

独穴按摩法

● 食指和中指并拢，以指腹按压扶突穴，每次左右各按压 3 分钟，可缓解咳嗽气喘。

● 保健按摩时，用食指指腹向下按压扶突穴，并作圈状按摩 100~200 次，每天坚持，可防止落枕、治疗咳嗽。

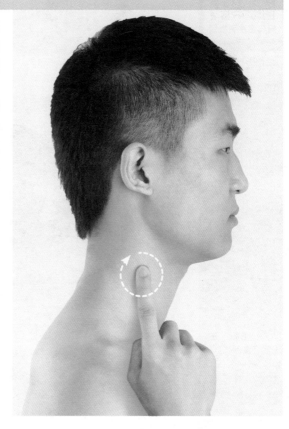

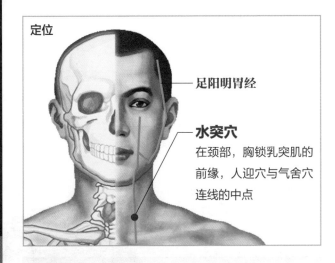

治疗慢性咽炎

《针灸甲乙经》中说："水突，一名水门，在颈大筋前，直人迎下，气舍上。"水，指水谷；突，指穿过。水突穴是足阳明胃经的主要穴位之一，有清热利咽、降逆平喘的功效。

定位

足阳明胃经

水突穴

在颈部，胸锁乳突肌的前缘，人迎穴与气舍穴连线的中点

简单取穴

取穴时，先找到人迎穴、气舍穴，两穴连线中点处就是水突穴。

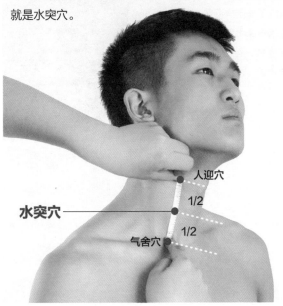

人迎穴

1/2

水突穴

1/2

气舍穴

独穴按摩一步见效：专家视频演示版

水突穴是重要的治病穴位之一，是治疗慢性咽炎、扁桃体炎、声音沙哑、咳嗽、气喘、支气管炎、呼吸喘鸣、咽喉肿痛、打嗝上气等的主要穴位。

【主咽喉肿】

《针灸甲乙经》中提道："咳逆上气，咽喉痈肿，呼吸短气，喘息不通，水突主之。"《备急千金要方》中也记载："主喉咽肿。"水突穴是足阳明胃经上的腧穴，足阳明胃经属胃，胃与咽喉联系密切，胃消化功能不佳人就会出现呃逆；胃郁而化火，上灼咽喉而生痈肿。水突穴位于颈前喉结旁，常用于治疗瘿瘤、瘰疬、咳喘等疾病。

独穴按摩法

● 患慢性咽炎时，每日用食指指腹按揉水突穴100次，以出现酸胀感为佳，可利咽、润喉、开音。

● 保健按摩时，用双手拇指或中指点按水突穴1分钟，以不感到难受为宜。

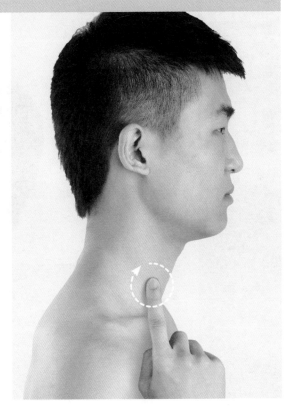

天鼎穴

治疗扁桃体炎

独穴按摩一步见效：专家视频演示版

《针灸甲乙经》中说："天鼎，在缺盆上，直扶突，气舍后一寸五分。"天鼎穴是手阳明大肠经的主要穴位之一，是治疗咽喉疾病的要穴，有利喉清咽、理气散结的功效。

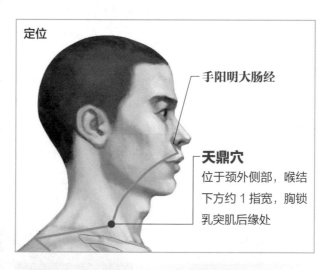

定位

手阳明大肠经

天鼎穴
位于颈外侧部，喉结下方约 1 指宽，胸锁乳突肌后缘处

简单取穴

取穴时，先找到扶突穴，再找到锁骨上窝中央（缺盆穴），两者连线中点处就是天鼎穴。

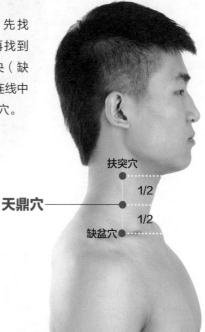

扶突穴

1/2

天鼎穴

1/2

缺盆穴

天鼎穴是重要的治病穴位之一，是治疗咳嗽、气喘、咽喉肿痛、扁桃体炎、瘿瘤（甲状腺肿瘤）、吞咽困难、颈淋巴结核、喉头炎、舌骨肌麻痹等的主要穴位。

【清咽润喉的常用穴】

《针灸甲乙经》中提道："暴喑气哽，喉痹咽痛不得息，食饮不下，天鼎主之。"意思是说出现失声、呼吸困难、咽喉麻木疼痛、吞咽困难等咽喉部疾病时，可以通过天鼎穴治疗。天鼎穴是手阳明大肠经上的腧穴，手阳明大肠经与手太阴肺经相表里，肺主呼吸，咽喉与呼吸关系密切，而天鼎穴正位于颈部，因此是治疗咽喉部疾病的常用穴。

独穴按摩法

● 用食指用力按压天鼎穴 50 次，可缓解扁桃体红肿所造成的疼痛及喉咙阻塞等症状。

● 保健按摩时，用双手中指或拇指点按两侧天鼎穴 1 分钟，以不感到难受为宜。

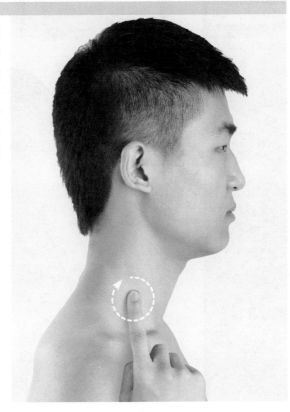

胸闷咳嗽中府收

独穴按摩一步见效：专家视频演示版

《脉经》中说："寸口脉细、发热、呕吐，宜服黄芩龙胆汤。吐不止，宜服橘皮桔梗汤，灸中府。"中，指中焦；府，指处所。中府穴是手太阴肺经的主要穴位之一，多用于治疗肺虚之证，有止咳平喘、清泻肺热、健脾补气、调理肺气的功效。

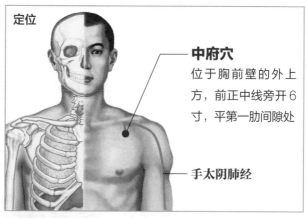

定位

中府穴
位于胸前壁的外上方，前正中线旁开6寸，平第一肋间隙处

手太阴肺经

简单取穴

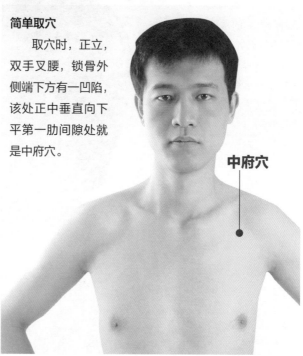

取穴时，正立，双手叉腰，锁骨外侧端下方有一凹陷，该处正中垂直向下平第一肋间隙处就是中府穴。

中府穴

【主治病症】

中府穴是重要的治病穴位之一，是治疗肺炎、哮喘、胸痛、肺结核、支气管扩张等肺部疾病的主要穴位。此外，它还可以治疗肩背疼痛、青春痘、脱发等。

【通畅肺腑无阻碍】

《针灸大成》中记载，中府穴"治少气不得卧"最有效。中府穴属手太阴肺经，是肺的募穴，也是手太阴肺经、足太阴脾经的交会穴。中府穴是肺气汇聚之处，经常按摩可以使淤积之气疏利升降而通畅。长期郁闷不乐、心情烦躁、时时感到胸闷气短的人，按摩此穴可立竿见影。

独穴按摩法

● 咳嗽不止时，用拇指或食指点按中府穴和肺俞穴各 200 次，有即时止咳的功效。每天坚持按摩，可强化淋巴循环，减轻胸闷、肩背痛。

● 保健按摩时，用中指点按中府穴约半分钟，然后再向外揉 2 分钟。

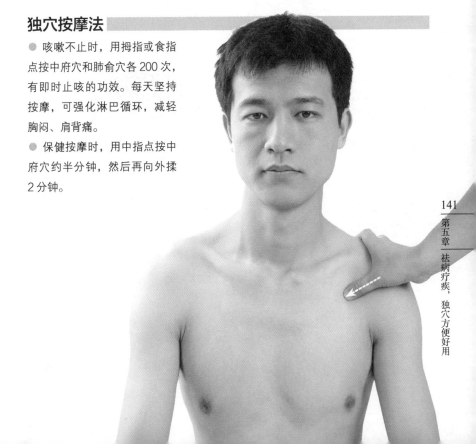

《黄帝内经·素问》中说："云门、髃骨、委中、髓空，此八者以泻四肢之热也。"云，云雾，指肺气；门，指门户。云门穴是手太阴肺经的主要穴位之一，有清肺除烦、止咳平喘、通利关节的功效。

扫码看云门视频

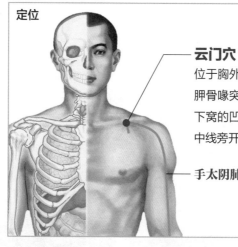

定位

云门穴

位于胸外侧部，在肩胛骨喙突内缘。锁骨下窝的凹陷处，前正中线旁开6寸

手太阴肺经

简单取穴

取穴时，正立，双手叉腰，锁骨外侧端下方的三角形凹陷处就是云门穴。

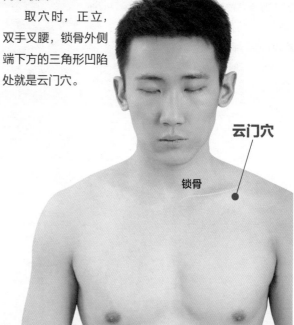

云门穴

锁骨

142

独穴按摩一步见效：专家视频演示版

【主治病症】

云门穴是重要的治病穴位之一，是治疗喉痹、瘿气、咳嗽、气喘、支气管哮喘、胸痛、胸中热、胸中烦闷、肋间神经痛等疾病的主要穴位。此外，它还可以治疗肩臂疼痛不举、肩关节周围炎、上肢不举、肩痛、肩关节内侧痛等肩部疾病。

【胸痛肩痛全拿下】

《针灸大成》中提道："主伤寒，四肢热不已，咳逆，喘不得息，胸胁短气，气上冲心，胸中烦满，胁彻背痛，喉痹，肩痛，臂不举，瘿气。"云门穴是手太阴肺经上的腧穴，手太阴肺经属肺，所以，云门穴可以用于治疗手太阴肺经循行路线上的疾病，也可以治疗穴位周围的疾患。云门穴位于肩、胸交接处，经常按摩云门穴对于缓解胸痛、肩痛有很好的治疗效果。

独穴按摩法

● 咳喘胸闷时，用掌根或大鱼际置于云门穴，向下进行按压，然后轻揉2~4次。

● 保健按摩时，每天早晚用食指指腹点揉云门穴1~3分钟，坚持按摩，可使人远离咳嗽痰多症状。云门穴还可辅助降血压，高血压患者可常按揉。

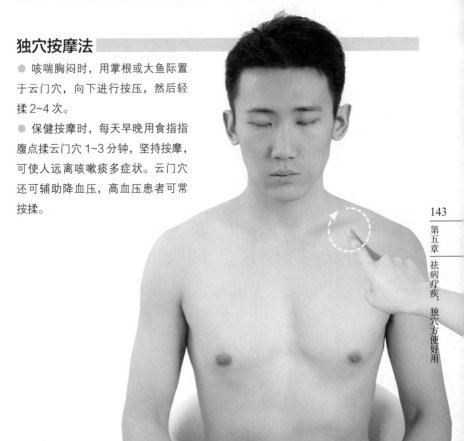

扫码看尺泽视频

治疗急性呕吐、泄泻

144

独穴按摩一步见效：专家视频演示版

《黄帝内经·灵枢》中说："肺出于少商……入于尺泽，尺泽肘中之动脉也，为合。手太阴经也。"尺，小也；泽，池也。尺泽穴是手太阴肺经的主要穴位之一，有清宣肺气、泻火降逆的功效。

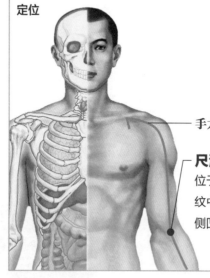

定位

手太阴肺经

尺泽穴
位于手臂肘部，肘横纹中，肱二头肌腱桡侧凹陷处

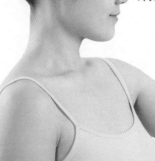

简单取穴

仰掌，微握拳并微屈肘，将手臂上举，在手臂内侧中央处有粗大的筋腱，靠这条大筋外边的肘弯横纹上的凹陷处，即为尺泽穴。

尺泽穴

【主治病症】

尺泽穴是手太阴肺经上的重要穴位之一，是治疗咳嗽、气喘、支气管哮喘、肺炎、支气管炎、咳血、咽喉肿痛等呼吸系统疾病的主要穴位之一。此外，它还可以用于中暑、呕泄、肘臂肿痛、皮肤瘙痒、过敏、膝关节疼痛、脑血管病后遗症、乳痈等的治疗。

【尺泽止呕泄】

《备急千金要方》中提道："主呕泻上下出，两胁下痛。"这是对尺泽穴功效的归纳，意思是尺泽穴善治呕吐、腹泻，以及胸腹部疼痛。尺泽穴属手太阴肺经，手太阴肺经属肺，循行由肺到胃，肺部的邪热向胃肠移动，热邪入侵使经气在胃肠处受阻，便会引发泄泻；如果经气上逆则会引发呕吐。因此，按摩尺泽穴可以祛热邪，可治疗急性呕吐及泄泻等急症。

独穴按摩法

● 咳嗽、咽喉痛、呕吐、泄泻时，用一手拇指点按对侧尺泽穴2分钟，左右手交替，以局部感到酸胀为佳。

● 保健按摩时，取坐位，手臂半屈，用对侧拇指指尖掐按尺泽穴1分钟，再顺时针方向揉按2分钟，以局部有酸胀感为度。长期按摩可以起到润肺滋肾、通畅呼吸的作用。

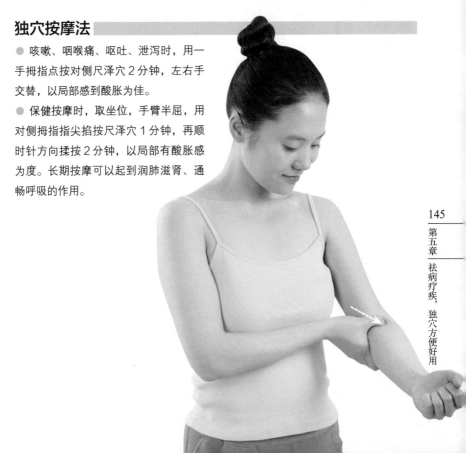

轻松应对睑腺炎

146

独穴按摩一步见效：专家视频演示版

《黄帝内经·灵枢》中提道："三焦者，上合手少阳，出于关冲……入于天井，天井，在肘外大骨之上陷者中也，为合。"天，指天空；井，指水井。天井穴是手少阳三焦经的主要穴位之一，有行气散结、安神通络的功效。

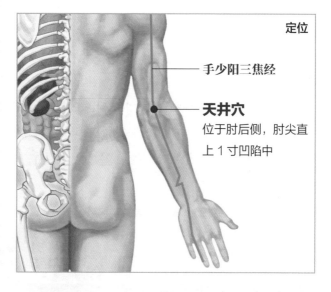

定位

手少阳三焦经

天井穴

位于肘后侧，肘尖直上 1 寸凹陷中

简单取穴

屈肘，找到肘尖，肘尖直上 1 寸凹陷处即为天井穴。

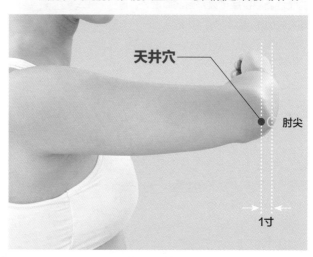

天井穴

肘尖

1寸

【主治病症】

天井穴是重要的治病穴位之一，是治疗睑腺炎、目赤、落枕、偏头痛、耳聋、喉痹、咽痛、扁桃腺炎等头面部病症的主要穴位。此外，它还可以治疗前臂酸痛、颈痛、肩痛、背痛、胸痹心痛、胁痛等，对荨麻疹、神经性皮炎、癫狂等也有特殊疗效。

【清热凉血消热肿】

《类经图翼》中提道："主治头颈肩臂痛，耳聋，目锐眦痛，颊肿，肘臂痛不得捉物。"天井穴是手少阳三焦经的合穴，五行属土，主要治疗头面五官、心胸部位的疾病。我们常说的"针眼"就是医学上的睑腺炎，常因热邪侵犯目络，气血阻滞而成。按压天井穴可以起到清热凉血的作用，能有效治疗睑腺炎。

独穴按摩法

● 用一手轻握另一手肘下，弯曲食指以指尖垂直向上按摩天井穴，每天早晚各按1次，每次左右穴位各按1~3分钟。可治疗睑腺炎、淋巴结核。

● 保健按摩时，弯曲中指（或食指）以指尖垂直向上按摩天井穴，以有酸、胀、麻的感觉为宜。每天早晚各按压1次，每次左右穴位各按压1~3分钟。

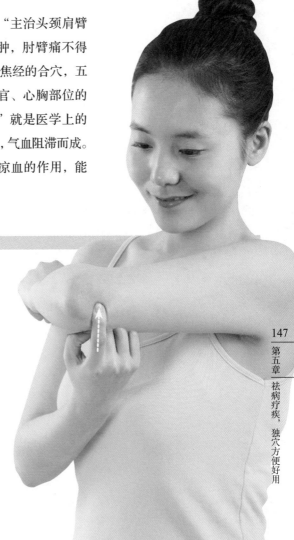

第五章 祛病疗疾，独穴方便好用

扫码看上廉视频

治便秘，清肠毒

《针灸甲乙经》中说："上廉，在三里下一寸。"上，指上方；廉，指边缘。上廉穴是手阳明大肠经的主要穴位之一，有调理肠胃、通经活络的功效。

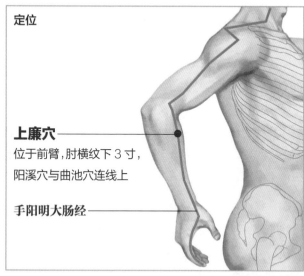

定位

上廉穴
位于前臂，肘横纹下3寸，阳溪穴与曲池穴连线上

手阳明大肠经

简单取穴

做阳溪穴和曲池穴的连线，从曲池穴向下量取3寸处，即为上廉穴。

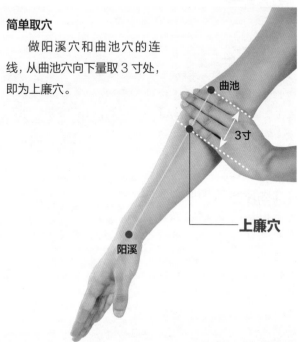

曲池

3寸

上廉穴

阳溪

独穴按摩一步见效：专家视频演示版

【主治病症】

上廉穴是重要的治病穴位之一，是治疗腹痛、肠炎、肠鸣、腹泻等胃肠疾病的主要穴位。此外，它还可以治疗头痛、眩晕、半身不遂、肩臂酸痛麻木、上肢神经痛及麻痹、上肢不遂、肩周炎、网球肘、脑血管病后遗症等。

【二便问题靠上廉】

《针灸大成》中提道："主小便难黄赤，肠鸣，胸痛，偏风半身不遂，骨髓冷，手足不仁，喘息，大肠气滞，脑风头痛。"上廉穴是手阳明大肠经的腧穴，主要用于治疗脘腹及手阳明大肠经所过处的疾患。刺激上廉穴可以激活手阳明大肠经清肠利腑的作用，祛小肠之热、大肠之燥，从而改善小便黄赤难解、便秘的症状。

独穴按摩法

● 按摩上廉穴常需配合下廉穴，以拇指指腹按揉两穴，每次1~3分钟，可清肠毒、治便秘，对手臂也有很好的保养作用。

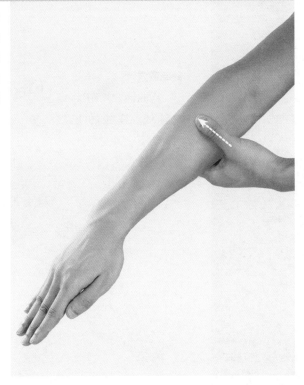

《针灸甲乙经》中说："下廉在辅骨下，去上廉一寸，恐辅齐兑肉其分外邪。"下，指下方；廉，指边缘。下廉穴是手阳明大肠经的主要穴位之一，有调理肠胃、通经活络的功效。

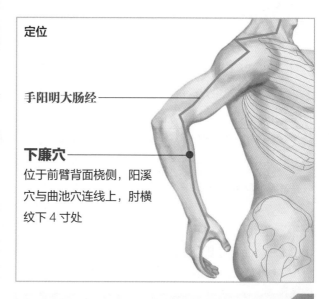

定位

手阳明大肠经————

下廉穴————
位于前臂背面桡侧，阳溪穴与曲池穴连线上，肘横纹下 4 寸处

简单取穴

将曲池穴与阳溪穴连线，连线的上 1/3 与下 2/3 交界处即为下廉穴。

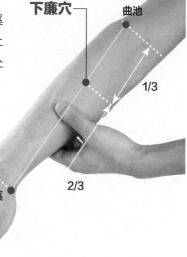

下廉穴

曲池

1/3

2/3

阳溪

【主治病症】

　　下廉穴是重要的治病穴位之一，是治疗腹痛、腹胀、肠鸣音亢进、肘关节炎、肘臂痛、上肢不遂、手肘肩无力等腹部和上肢疾病的主要穴位。此外，它还可以治疗唇干涎出、头痛、眩晕、目痛、牙疼等头面部疾病，对泄泻、便血、溺血、乳痈、癫狂等也有特殊疗效。

【肠胃健康一身轻】

　　《针灸大成》中提道："主飧泄，痨（劳）瘵，小腹满，小便黄，便血，狂言，偏风热风，冷痹不遂，风湿痹，小肠气不足，面无颜色，疟癖，腹痛若刀刺不可忍，腹胁痛满，狂走，侠（挟）脐痛，食不化，喘息不能行，唇干涎出，乳痈。"下廉穴是手阳明大肠经上的腧穴，可以治疗多种疾病，常用来调理肠胃，善于治疗消化系统疾病。经常按摩下廉穴，可以促进食物的消化吸收，增强胃肠蠕动，保护正常的胃肠功能。

独穴按摩法

● 以拇指指腹垂直按压下廉穴，左右两侧穴位各按 1~3 分钟，可减轻肢体疼痛、肠胃不适等症状。

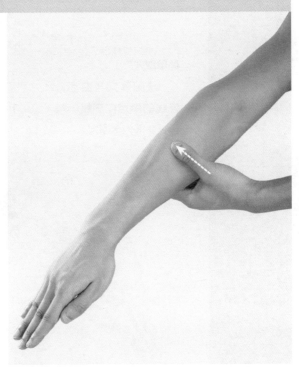

温溜穴

应对口腔炎症效果好，
还能止鼻血

独穴按摩一步见效：专家视频演示版

《针灸甲乙经》中说："温溜，一名逆注，一名蛇头，手阳明郄穴，在腕后少士五寸，大士六寸。"温，指温暖；溜，指流通。此穴有温通经脉的功能，是手阳明大肠经的主要穴位之一，有清热消肿、通络止痛的功效。

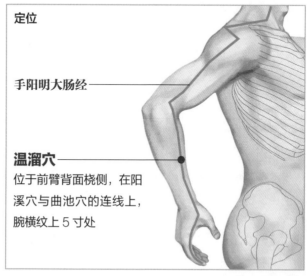

定位

手阳明大肠经

温溜穴
位于前臂背面桡侧，在阳溪穴与曲池穴的连线上，腕横纹上5寸处

简单取穴

从阳溪穴与曲池穴连线的中点向下量一横指处，即为温溜穴。

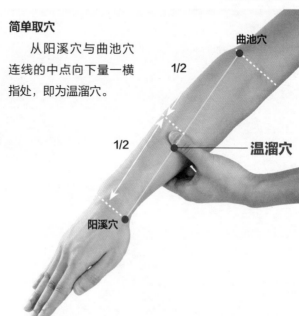

曲池穴

1/2

1/2

温溜穴

阳溪穴

【主治病症】

　　温溜穴是重要的治病穴位之一，是治疗口腔炎、舌炎、腮腺炎、扁桃体炎、口舌痛等口腔疾病的主要穴位。此外，它还可以治疗头痛、面赤、面肿、面神经麻痹等头面部疾病，对下腹壁肌肉痉挛、前臂疼痛、肩背疼痛等也有特殊疗效。

【善治口齿痛】

　　《针灸甲乙经》中提道："口齿痛，温溜主之。"意思是温溜穴善治口腔疾病。温溜穴是手阳明大肠经的郄穴。郄穴常用来治疗急症，因此温溜穴对于肘臂痉挛疼痛、流鼻血、口舌疼痛都有良好的缓解作用。经常按揉温溜穴，能够温通经脉、防治寒证，使四肢活络、不畏寒冷。

独穴按摩法

● 突然流鼻血时，用拇指压迫温溜穴，可快速止血。经常手凉、手心冒冷汗的人可多揉此穴，能驱寒。

● 保健按摩时，用拇指点按温溜穴约1分钟，然后顺时针方向按揉约1分钟，逆时针方向按揉约1分钟，以酸胀感向腕部和手放散为佳。

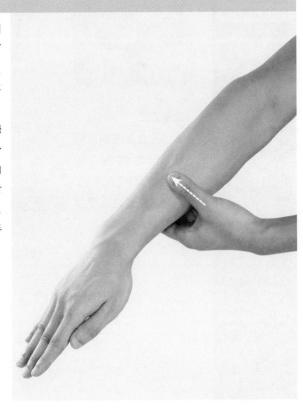

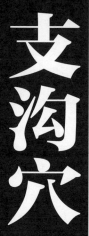

扫码看支沟视频

摆脱便秘，灭三焦经火

独穴按摩一步见效：专家视频演示版

《黄帝内经·灵枢》中说："三焦者，上合手少阳，出于关冲……行于支沟，支沟，上腕三寸两骨之间陷者中也，为经。"支，指树枝的分叉；沟，指沟渠。支沟穴是手少阳三焦经的主要穴位之一，有清利三焦、通腑降逆的功效。

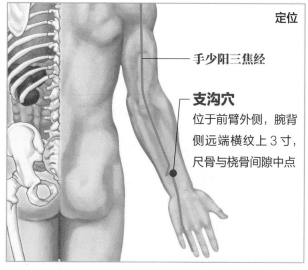

定位

手少阳三焦经

支沟穴
位于前臂外侧，腕背侧远端横纹上３寸，尺骨与桡骨间隙中点

简单取穴

在前臂背侧，阳池穴与肘尖的连线上，腕背横纹上３寸，尺骨与桡骨之间即为支沟穴。

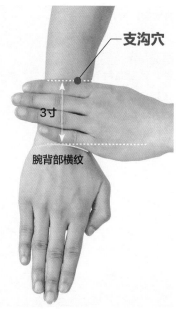

支沟穴

3寸

腕背部横纹

【主治病症】

支沟穴是重要的治病穴位之一，是治疗咽肿、耳聋耳鸣、目赤目痛、习惯性便秘、呕吐泄泻、闭经、肩臂酸痛、急性腰扭伤、肺炎、心绞痛、小便困难等疾病的主要穴位。此外，它还可以治疗胸胁痛、腹胀、上肢瘫痪，对胸胁胀满、肋间神经痛、乳汁分泌不足、产后血晕等也有特殊疗效。

【排解便秘忧愁】

支沟穴是手少阳三焦经五输穴的经穴，五行属火，主要用于头面五官、心胸疾病的治疗。《类经图翼》中提道："凡三焦相火炽盛及大便不通，胁肋疼痛者，俱宜支沟泻之。"可见支沟穴是治疗便秘的常用穴。便秘困扰着很多人，要解除便秘的烦恼，除了养成良好的生活习惯，还应注意调整饮食。经常按摩支沟穴和大肠腧穴，可帮助刺激肠胃蠕动、缓解便秘。

独穴按摩法

● 用拇指用力按揉支沟穴3~5分钟，可清除体内堆积的宿便，防止便秘、腹胀。

● 保健按摩时，一手拇指按在另一手的支沟穴上，顺时针方向按揉约2分钟，以有酸胀感为佳。

● 按摩后，如能配合艾灸，效果更佳。艾灸时，将艾条的一端点燃，悬于该穴位上方2厘米高处，熏烤10~20分钟。温度以体感能忍受为宜，注意不要烫伤。

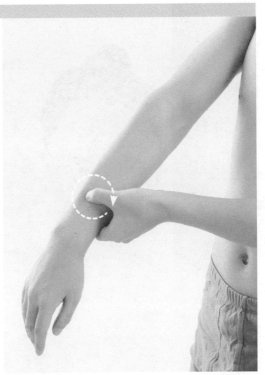

阳谷穴

醒神通窍治耳鸣

《黄帝内经·灵枢》中提道："手太阳小肠者，上合手太阳，出于少泽……行于阳谷，阳谷，在兑骨之下陷者中也，为经。"阳谷穴是手太阳小肠经的主要穴位之一，有通经活络、明目安神的功效。

定位

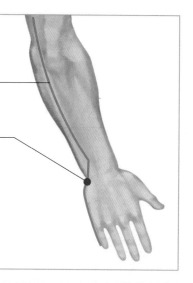

手太阳小肠经

阳谷穴
位于手腕外侧，小鱼际根部，尺骨茎突与三角骨之间的凹陷处

简单取穴

在手掌小指侧腕背横纹上，活动手掌，会感觉到连接前臂不动的骨头和连接手掌活动的骨头，即是尺骨茎突远端尺侧和三角骨，在这两个骨头之间的凹陷处，即为阳谷穴。

阳谷穴

扫码看阳谷视频

　　阳谷穴是重要的治病穴位之一，是治疗耳聋、耳鸣、近视、白内障、口腔炎等的主要穴位。此外，它还可以治疗热病汗不出、精神病、癫痫、肋间神经痛等。

【醒神通窍奇效穴】

　　《针灸甲乙经》中说："热病汗不出，胸痛不可息，颔肿，寒热，耳鸣，聋无所闻，阳谷主之。泄风汗出，腰项急不可以左右顾及仰俯，肩弛肘废，目痛，痂疥，生疣，瘛疭，头眩目痛，阳谷主之。上牙龋痛，阳谷主之。"阳谷穴是手太阳小肠经上的腧穴，善治五官疾病。按摩阳谷穴能够疏通经络、调和营卫、明目安神。长时间伏案看书、看文件的人，如果感到头晕眼花，可以按摩阳谷穴，能够起到醒神通窍的作用。

独穴按摩法

● 用拇指的指腹按压阳谷穴，做圈状按摩。每次按1~3分钟。长期坚持可缓解经常性耳鸣。

● 保健按摩时，用拇指点按阳谷穴半分钟，随即顺时针方向按揉约1分钟，然后逆时针方向按揉约1分钟。可协调脏腑功能、增强身体抗病能力。

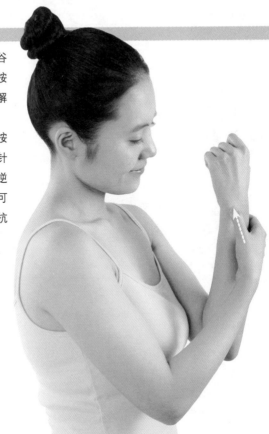

阳池穴

扫码看阳池视频

驱寒功效好，手脚寒冷消

独穴按摩一步见效：专家视频演示版

《黄帝内经·灵枢》中提道："三焦者，上合手少阳，出于关冲……过于阳池，阳池，在腕上陷者之中也，为原。"阳，指天部阳气；池，指屯物之器。阳池穴是手少阳三焦经的主要穴位之一，有清热通络、通调三焦、益阴增液的功效。

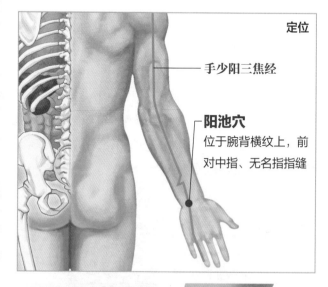

定位

手少阳三焦经

阳池穴
位于腕背横纹上，前对中指、无名指指缝

简单取穴

在腕关节背面，从第四掌骨向上推至腕关节横纹，交接处可触摸到一凹陷，即为阳池穴。

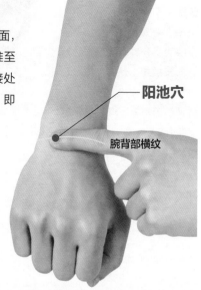

阳池穴

腕背部横纹

【主治病症】

阳池穴是重要的治病穴位之一,是治疗头痛、项强、耳鸣、耳聋、口干、喉痹、眼睛红肿、咽喉肿痛等头项部病症的主要穴位。此外,它还可以治疗臂肘疼痛不能举、糖尿病、风湿病、烦闷、热病无汗等,对妊娠呕吐也有特殊疗效。

【消除发冷症】

《外台秘要》中提道:"治寒热痃疟,肩痛不能自举,汗不出,颈肿。"阳池穴是手少阳三焦经上的原穴,是支配全身血液循环及荷尔蒙分泌的重要穴位。刺激阳池穴可以畅通血液循环、平衡荷尔蒙分泌、暖和身体。因此,阳池穴能够有效改善女性身体发冷的症状,特别是手脚冰凉、腰寒等。此外,对处于妊娠期的女性来说,按摩阳池穴还能够缓解妊娠呕吐。

独穴按摩法

● 用中指指腹按摩阳池穴,每次3~5分钟,每天2~3次,可改善女性在经期、孕期和产褥期出现的手脚冰凉状况。

● 保健按摩时,用一手食指点按对侧阳池穴半分钟,随即按顺时针方向按揉约1分钟,然后逆时针方向按揉约1分钟。

● 按摩后,如能配合艾灸,效果更佳。艾灸时,用灸条对准穴位,在穴位上方3~6厘米高处进行灸烤,以皮肤红润、充血为度。温度以体感能忍受为宜,注意不要烫伤。

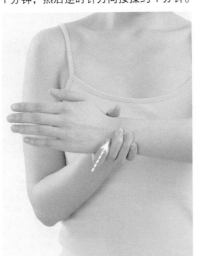
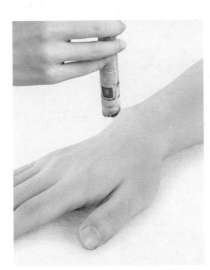

第五章 祛病疗疾,独穴方便好用

液门穴

扫码看液门视频

清热散火，治咽喉、牙龈肿痛

160

独穴按摩一步见效：专家视频演示版

《黄帝内经·灵枢》中说："三焦者，上合手少阳，出于关冲……溜于液门，液门，小指次指之间也，为荥。"液，液体，指经水；门，指出入的门户。液门穴是手少阳三焦经的主要穴位之一，有清头目、利三焦、通络止痛的功效。

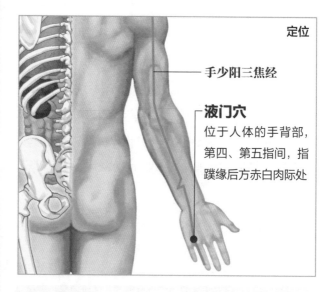

定位

—— 手少阳三焦经

液门穴

位于人体的手背部，第四、第五指间，指蹼缘后方赤白肉际处

简单取穴

自然握拳，找到手背第四、第五掌指关节，在两个关节中点前，皮肤颜色深浅交界处，即为液门穴。

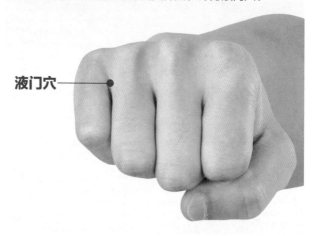

液门穴 ——

【主治病症】

液门穴是重要的治病穴位之一，是治疗头痛、目眩、热病汗不出、感冒发热、咽喉肿痛、眼睛赤涩、耳聋、耳鸣、耳痛、急性扁桃体炎、齿龈痛、手背红肿等的主要穴位。此外，它还可以治疗五指拘挛、腕部无力、手指肿痛、手臂疼痛、肩周炎等。

【散热除火功效佳】

《医宗金鉴》中提道："主治咽喉红肿，牙龈痛，手臂红肿，耳暴聋，不得眠等证。"液门穴是手少阳三焦经的荥穴，五行属水，有通调水道之功，"荥主身热"，因此，液门穴主要用于治疗外感热病、头面五官疾患等。小孩子特别容易感冒发热，当小孩子出现鼻塞、不停地流清鼻涕，甚至高热40℃以上，并伴有咽喉、扁桃体红肿等症状时，家长直接掐按孩子的液门穴，可使症状得到好转。

独穴按摩法

● 每天早晚用拇指指腹按揉液门穴200次左右，可缓解头痛、目眩、咽喉肿痛、眼睛赤涩、龋齿等。

● 保健按摩时，用食指指尖或者指甲尖垂直掐按穴位，以有酸胀的感觉为宜，先左手后右手，每天早晚两侧穴位各掐按1次，每次掐按1~3分钟。

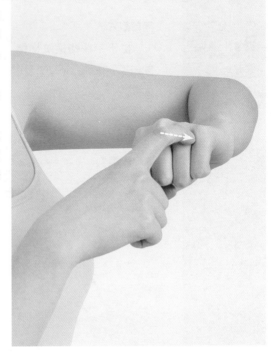

扫码看太渊视频

咳嗽体虚按太渊

162

独穴按摩一步见效：专家视频演示版

《黄帝内经·灵枢》中说："五脏有疾也，应出十二原……阳中之少阴，肺也，其原出于太渊，太渊二。"太，有高大与尊贵之意；渊，指深水、深潭。太渊穴是手太阴肺经的主要穴位之一，有调理肺气、止咳化痰、通调血脉、补中益气的功效。

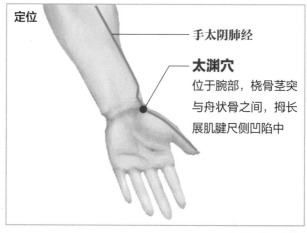

定位

手太阴肺经

太渊穴
位于腕部，桡骨茎突与舟状骨之间，拇长展肌腱尺侧凹陷中

简单取穴

位于腕掌侧横纹桡侧，能触摸到桡动脉搏动处就是太渊穴。

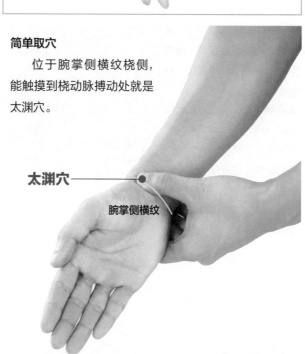

太渊穴

腕掌侧横纹

　　太渊穴是重要的治病穴位之一，是治疗感冒、支气管炎、气喘、胸痛、肺结核、咽喉肿痛、失眠的主要穴位。此外，它还可以治疗脉管炎、肺炎、心动过速、神经性皮炎，对扁桃体炎、无脉症、肋间神经痛、膈肌痉挛等。

【肺经大补穴】

　　太渊穴属手太阴肺经，是肺经上的原穴，为肺脏原气经过和留止之处，又为五输穴之输穴，配五行属土，为肺金之母，故擅治肺气虚诸证。肺朝百脉，而太渊穴是脉的会穴，故也可以用于治疗心血管疾病。肺主气、主呼吸，气为血之统帅，太渊穴开于寅，得气最先，所以在人体的穴位中占有非常重要的地位。按摩太渊穴对于身体虚弱、气不足、讲话有气无力、面色苍白、脉搏微弱等有很好的改善效果。

独穴按摩法

● 用拇指指腹用力点揉太渊穴3分钟，直至穴位处有酸胀感，能很快缓解咳喘。

● 保健按摩时，用拇指的指腹和指甲尖垂直方向轻轻掐按穴位，会有酸胀的感觉。分别掐按左右两手，每次掐按穴位1~3分钟，可预防心肺疾病。

● 按摩后，如能配合艾灸，效果更佳。艾灸时，温度以体感能忍受为宜，注意不要烫伤。

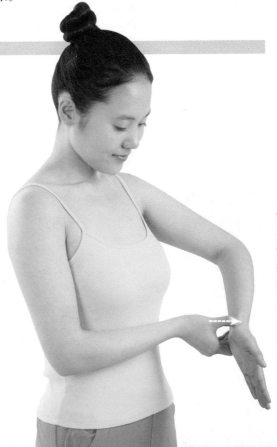

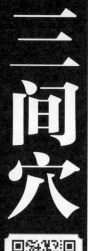

扫码看三间视频

止痛治痔疮

独穴按摩一步见效：专家视频演示版

《黄帝内经·灵枢》中说："大肠上合手阳明，出于商阳……注于本节之后三间，为输。"三，指第三；间，指间隙。三间穴是手阳明大肠经的主要穴位之一，有泻热止痛、调腑通便的功效。

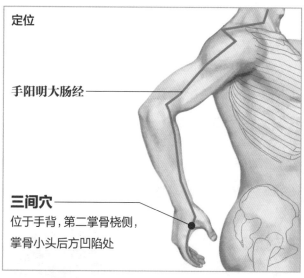

定位

手阳明大肠经

三间穴
位于手背，第二掌骨桡侧，掌骨小头后方凹陷处

简单取穴

微握拳，在食指桡侧，第二掌指关节后凹陷处，即为三间穴。

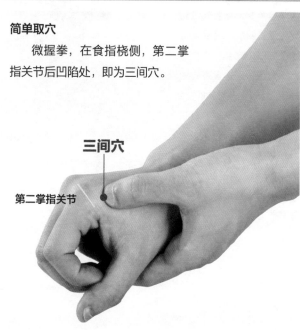

三间穴

第二掌指关节

【主治病症】

三间穴是重要的治病穴位之一，是治疗便秘、肠鸣下痢、痔疮等胃肠部疾病的主要穴位。此外，它还可以治疗牙疼、咽喉肿痛、扁桃腺炎、哮喘、急性结膜炎、青光眼等疾病，对手指肿痛、肩关节周围炎、口干气喘、热病、三叉神经痛、身热胸闷等也有特殊疗效。

【胸满肠鸣，三间主之】

《针灸甲乙经》中说"胸满肠鸣，三间主之"，意思是三间穴善治胃肠道疾病，是防治便秘、痔疮的常用保健穴位。现在很多人因为工作、学习或其他原因长期久坐，缺乏适量运动，少有保健意识，生活压力大，精神紧张，久而久之，就容易患上便秘、痔疮。便秘、痔疮常常令人坐卧不安、苦不堪言，既影响心情，也影响工作学习。平常多掐按三间穴，就能预防便秘、防治痔疮、保护胃肠。

独穴按摩法

● 掐按三间穴可快速止痔疮疼痛。常用拇指指腹揉按此穴，每次1~3分钟，可调和脾胃、改善消化不良。

● 保健按摩时，用指甲垂直掐按穴位，有酸痛感；分别掐按左右两手，每次各1~3分钟。

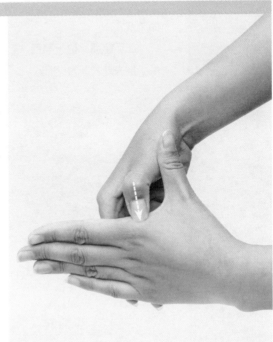

治疗心脏疾病的要穴

《针灸甲乙经》中说："少府者，火也，在小指本节后陷者中。"少，指幼小；府，指处所。少府穴是手少阴心经的主要穴位之一，有清心泻热、宁心安神、理气活络的功效。

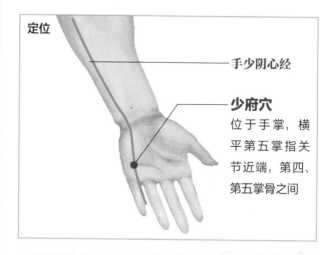

定位

手少阴心经

少府穴
位于手掌，横平第五掌指关节近端，第四、第五掌骨之间

简单取穴

在手掌面，位于第四、第五掌骨之间，自然握拳时当小指尖处，即为少府穴。

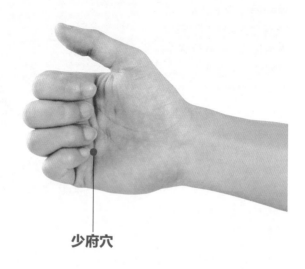

少府穴

【主治病症】

少府穴是重要的治病穴位之一,是治疗心绞痛、心律不齐、心悸、胸痛、先天性心脏病、风湿性心脏病、冠心病等心脏疾病的主要穴位,此外,它还可以治疗手小指拘挛、臂神经痛、月经过多、遗尿、尿闭、下阴痒痛等手臂和前阴部疾病,对舌尖起疱、肋间神经痛等也有特殊疗效。

【治疗心痛宁神志】

《针灸大成》中提道:"主烦满少气,悲恐畏人,掌中热,臂酸,肘腋挛急,胸中痛,手卷不伸,痎疟久不愈,振寒,阴挺出,阴痒阴痛,遗尿偏坠,小便不利,太息。"少府穴是手少阴心经上的荥穴,五行属火,手少阴心经属心,心主火,因此,少府穴对心脏有着很强的治疗作用,多用于治疗心火上炎所致的心神疾病及手指挛痛等。经常按摩少府穴可以清心散火、宁心安神、防治心脏病。

独穴按摩法

● 心悸胸痛、心律不齐时,用拇指指腹推擦少府穴 1 分钟。

● 保健按摩时,用一只手的四指轻握另一只手的手背,拇指弯曲,用指尖按压该穴位,有酸胀的感觉。每日早晚左右穴位各按揉 1 次,每次按揉 3~5 分钟,可调节脏腑、活血润肤。

● 按摩后,如能配合艾灸,效果更佳。艾灸时,将艾条的一端点燃,置于该穴位上方 2 厘米高处熏烤 5~10 分钟,温度以体感能忍受为宜,注意不要烫伤。

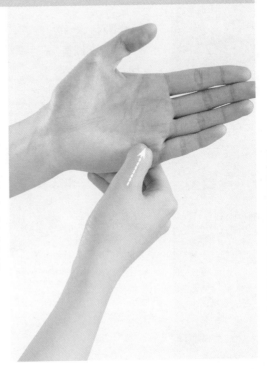

《黄帝内经·灵枢》中说："手太阳小肠者，上合手太阳，出于少泽……注于后溪，后溪者，在手外侧本节之后也，为输。"后，与前相对；溪，指山洼流水之沟。后溪穴是手太阳小肠经的主要穴位之一，有清心安神、通经活络的功效。

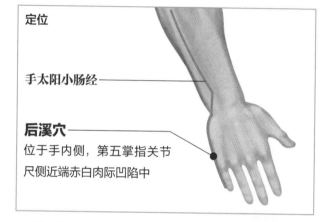

定位

手太阳小肠经

后溪穴
位于手内侧，第五掌指关节尺侧近端赤白肉际凹陷中

简单取穴

　　自然微握拳，在手掌小指侧，手掌横纹末端处，即为后溪穴。

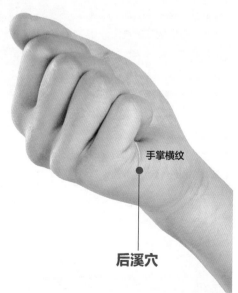

手掌横纹

后溪穴

后溪穴是重要的治病穴位之一，是治疗颈肩痛、肘臂痛、手指及臂肘痉挛、落枕、急性腰扭伤、手臂疼痛、胸中疼痛等的主要穴位。此外，它还可以治疗发热、夜间出汗、疟疾、耳鸣、眼睛红肿疼痛、鼻衄、扁桃体炎、面肌痉挛、汗多、目赤、耳聋、咽喉肿痛等，对癫痫、精神分裂症、癔症等神志病也有特殊疗效。

【胁肋腿疼后溪妙】

《肘后歌》中提道："胁肋腿疼后溪妙。"后溪穴是手太阳小肠经上的腧穴，手太阳小肠经行于背腰部，因此，后溪穴是治疗急性腰扭伤之首选穴。后溪穴是一个很有用处的人体穴位，是人体奇经八脉的交会穴，与督脉相通，督脉入络于脑，故它可治疗神志病。督脉主阳、主表、主风、主动，经常按摩后溪穴，可以退热、调颈椎、利眼目、正脊柱。无论是腰病、颈椎病、眼病，还是热病，在治疗的时候都会用到后溪穴。

独穴按摩法

● 以一手握另一手掌背，弯曲拇指，垂直下压后溪穴，每次掐按 1~3 分钟，可有效治疗颈椎痛、颈腰部慢性劳损等症。

● 保健按摩时，用拇指指甲掐按该穴位，有酸胀感。每次掐按 1~3 分钟。

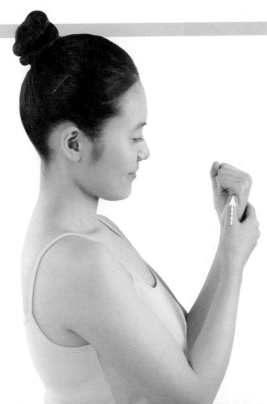

扫码看少泽视频

疏通乳腺通道，治疗乳腺炎

《黄帝内经·灵枢》中说："手太阳小肠者，上合手太阳，出于少泽，少泽，小指之端也，为井金。"少，指幼小；泽，指沼泽。少泽穴是手太阳小肠经的主要穴位之一，有清热利咽、通乳开窍的功效。

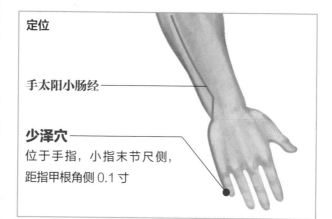

定位

手太阳小肠经————

少泽穴————
位于手指，小指末节尺侧，
距指甲根角侧0.1寸

简单取穴

小指伸直，先确定远离无名指指侧的指甲角，再旁开0.1寸，即为少泽穴。

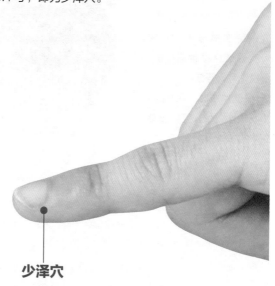

少泽穴

【主治病症】

少泽穴是重要的治病穴位之一，是治疗乳房胀痛、乳腺炎、乳汁少等乳房疾病的主要穴位。此外，它还可以治疗神经性头痛、耳聋、扁桃体炎、咽喉肿痛、咽炎、结膜炎、白内障等头面部疾病，对前臂神经痛、颈项神经痛、寒热不出汗等也有特殊疗效。

【催乳汁分泌】

《玉龙歌》中提道："妇人吹乳痛难消，吐血风痰稠似胶，少泽穴内明补泻，应时神效气能调。"乳汁的生成和诸多脏腑相关，其中小肠的分清泌浊功能发挥着重要的作用，手太阳小肠经属小肠，所以取手太阳小肠经上的少泽穴可主治乳痛、乳汁少。现代研究表明，刺激少泽穴可使缺乳妇女血中生乳素含量增多，收乳素含量减少，又可使垂体后叶催乳素分泌增加。

独穴按摩法

● 用食指指甲尖垂直掐按少泽穴1~3分钟，也可把5根牙签捆在一起，点刺穴位100下，可治头痛、中风昏迷、产后无乳等症。

● 保健按摩时，一只手的掌背向上、掌面向下；另一只手拇指弯曲，用指甲尖端垂直下压，轻轻掐按此处穴位，有强烈的刺痛感。每次掐按1~3分钟。

● 咽喉痛时，用拇指指甲掐按少泽穴约20秒，然后松开3秒，反复操作10次即可。

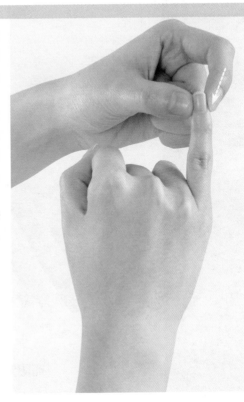

第五章｜祛病疗疾：独穴方便好用

可治胸中气闷

《黄帝内经·灵枢》中说："大肠上合手阳明，出于商阳，商阳，大指次指之端也，为井金。"商，是古代五音之一，属金；阳，与阴相对。商阳穴是手阳明大肠经的主要穴位之一，是手阳明大肠经首穴，有清热解表、苏厥开窍的功效。

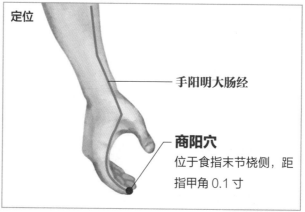

定位

手阳明大肠经

商阳穴
位于食指末节桡侧，距指甲角 0.1 寸

简单取穴

伸指俯掌，沿手食指指甲底部与桡侧缘各作一线，两线的交点处即为商阳穴。

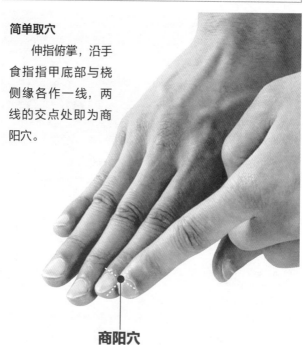

商阳穴

【主治病症】

商阳穴是重要的治病穴位之一，是治疗哮喘、扁桃体炎、咳嗽、咽喉肿痛、牙疼、耳聋、咽炎等的主要穴位。此外，它还可以治疗胸闷、昏厥、呕吐、便秘等，对脑出血、高热、中暑等急症也有特殊疗效。

【胸闷找商阳】

《针灸大成》中提道："主胸中气满，喘咳支肿，热病汗不出，耳鸣聋，寒热痎疟，口干，颐颔肿，齿痛，恶寒，肩背急相引缺盆中痛，目青盲。"商阳穴是手阳明大肠经的腧穴，手阳明大肠经与肺联系密切，主热证，所以当感到胸中气闷不适，伴有咳嗽、全身发热、皮肤滚烫等热症而无汗出时，可以通过刺激商阳穴，达到清热解表、宽胸理气的效果。

独穴按摩法

● 用拇指指甲分别掐按左右两手的商阳穴，每次 1~3 分钟，可以清热解表、宽胸理气。

● 咽喉不适时，用手指捏弄食指上的商阳穴，每次 2~3 分钟，随时随地均可做。

● 用双手经常按揉商阳穴，可调节肠胃功能，抑制因营养不平衡而导致的肥胖。

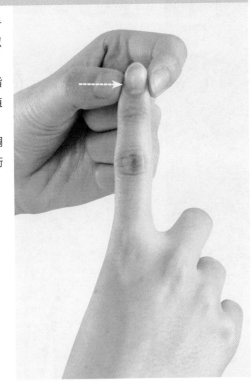

久咳不止按俞府

独穴按摩一步见效：专家视频演示版

《针灸甲乙经》中说："咳逆上气，喘不得息，呕吐胸满，不得饮食，俞府主之。"俞，指输注；府，通"腑"。俞府穴是足少阴肾经的主要穴位之一，有止咳平喘、和胃降逆的功效。

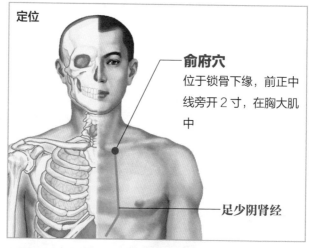

定位

俞府穴
位于锁骨下缘，前正中线旁开2寸，在胸大肌中

足少阴肾经

简单取穴

充分暴露胸部，在锁骨下缘，前正中线旁开2寸处，即为俞府穴。

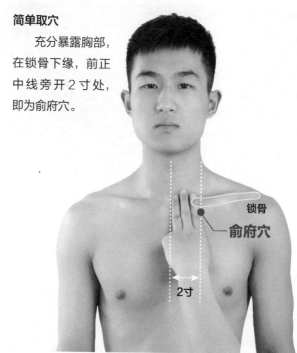

锁骨

俞府穴

2寸

【主治病症】

俞府穴是重要的治病穴位之一，是治疗咳嗽、哮喘、呕吐、胸胁胀满、不嗜食、咽炎、支气管炎、肋间神经痛、胸膜炎、胸中痛、呼吸困难等的主要穴位。

【止咳化痰疗效好】

《循经考穴编》中提道："久嗽吐痰，亦治骨蒸，及妇人血热妄行。"俞府穴是足少阴肾经上的腧穴，也是足少阴肾经和手厥阴心包经的交会处，肾经之气传输至此而聚合。久咳不止，日渐加重，甚至食不下咽，咽之则吐，同时感到胸满气喘时，按压俞府穴会获得很好的疗效。

独穴按摩法

● 经常推揉、拍打俞府穴可调气散结、缓解慢性咳嗽、延缓呼吸器官衰老。
● 保健按摩时，举双手，用拇指指尖垂直揉按胸前两侧、锁骨下的俞府穴。每天早晚左右各揉按3~5分钟。

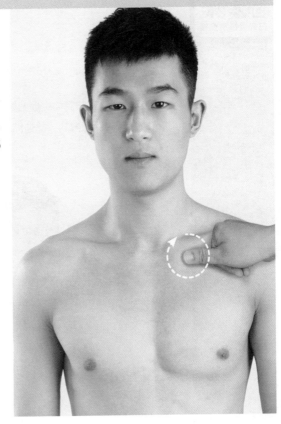

极泉穴

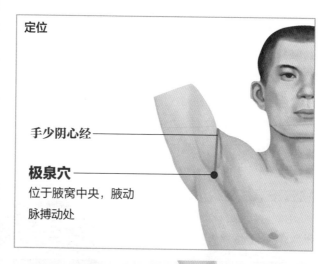

扫码看极泉视频

养心安神除腋臭

《针灸甲乙经》中说："极泉，在腋下筋间，动脉入胸中，手少阴脉气所发。"极，指高大；泉，指水泉。极泉穴是手少阴心经的主要穴位之一，是治疗心脏病的常见穴，有宽胸宁神、舒筋活络的功效。

定位

手少阴心经——

极泉穴——
位于腋窝中央，腋动脉搏动处

简单取穴

手上举，在腋窝中央最凹处，可以摸到腋动脉搏动，此处即为极泉穴。

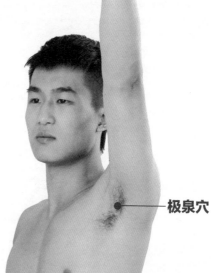

极泉穴

独穴按摩一步见效：专家视频演示版

【主治病症】

极泉穴是重要的治病穴位之一，是治疗冠心病、心肌炎、心绞痛、心包炎、肺心病、脑血管病后遗症等心脑血管疾病的主要穴位。此外，它还可以治疗肋间神经痛、四肢不举、上肢麻木疼痛、肩周炎、臂肘冷痛、腋臭、瘾症、颈淋巴结核、乳汁分泌不足等。

【强心健体祛腋臭】

《针灸大成》中提道："主臂肘厥寒，四肢不收，心痛干呕，烦渴，目黄，胁满痛，悲愁不乐。"极泉穴是手少阴心经上的腧穴，手少阴心经属心，心主血脉、主神志，因此极泉穴可调血止痛、养心安神。汗为血之余、心之液，心液外溢，郁久化臭，极泉穴是手少阴心经的首穴，又位于腋臭局部，经常按摩可以使汗液归经，从而改善腋臭症状。

独穴按摩法

● 每天早晚用食指指尖按压左右极泉穴各1~3分钟，可辅助治疗冠心病等心脏疾病。

● 保健按摩时，用中指指腹按于对侧极泉穴，用力按揉2分钟，以局部有酸胀感或电麻感向肩部、上肢放射为佳。

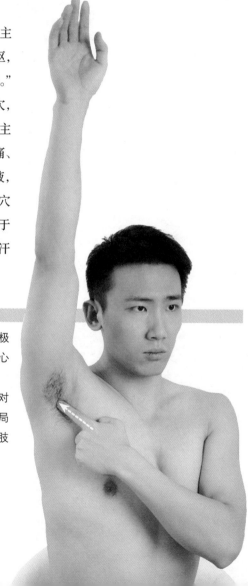

第五章　祛病疗疾，独穴方便好用

扫码看彧中视频

《针灸甲乙经》中说："咳逆上气，涎出多唾，呼吸喘悸，坐卧不安，彧中主之。"彧，通"郁"；中，指中间。彧中穴是足少阴肾经的主要穴位之一，有宽胸理气、止咳化痰的功效。

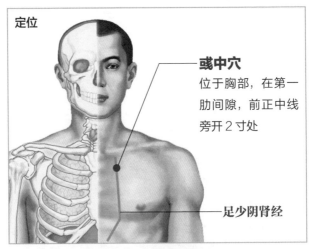

定位

彧中穴
位于胸部，在第一肋间隙，前正中线旁开2寸处

足少阴肾经

简单取穴

先找到第一肋间隙，前正中线旁开2寸处，即为彧中穴。

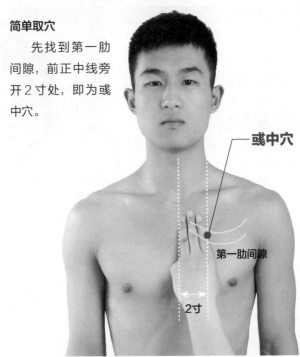

彧中穴

第一肋间隙

2寸

【主治病症】

或中穴是重要的治病穴位之一，是治疗咳嗽、气喘、胸胁胀满、支气管炎、肋间神经痛、膈肌痉挛、胸膜炎、食欲不振等的主要穴位。此外，它还可以治疗咽喉肿痛、痰涎壅盛等咽喉部疾病。

【定咳顺气好帮手】

《针灸甲乙经》中提道："涎出多唾，呼吸喘哮，坐卧不安。"或中穴是足少阴肾经上的腧穴，足少阴肾经与足太阳膀胱经相表里，主里证虚证，因此或中穴可以扶正祛邪。或中穴位于气管周围，此处易生痰邪，使人咳嗽气喘，久咳则肺气虚。经常按摩或中穴，可以扶肺之正气以补虚，祛痰邪以定咳顺气。

独穴按摩法

● 生气或疲累后，胸胁部有时会感到疼痛，而且人会不断咳嗽，此时可以用拇指指腹点按或中穴，有助于止痛、定咳、顺气。

● 保健按摩时，双手于胸前交叉，用双手拇指指腹按揉对侧或中穴3分钟。

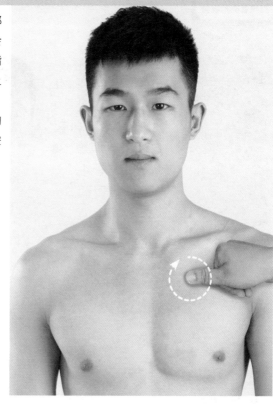

《黄帝内经·灵枢》中说："腋下三寸，手心主也，名曰天池。"天，指天空；池，指池塘。天池穴是手厥阴心包经的主要穴位之一，有活血化瘀、宽胸理气的功效。

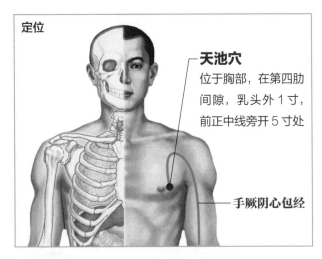

定位

天池穴
位于胸部，在第四肋间隙，乳头外1寸，前正中线旁开5寸处

手厥阴心包经

简单取穴

充分暴露胸部，男性与乳头水平，正对第四肋间隙处，女性则为从锁骨向下，数至第四肋间隙，再从乳头向外1寸处（前正中线旁开5寸），即为天池穴。

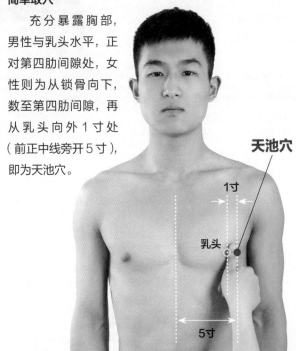

天池穴

1寸

乳头

5寸

治疗胸部不适的多能穴

扫码看天池视频

天池穴是重要的治病穴位之一，是治疗咳嗽、胸痛、气喘、胸闷、心绞痛、心脏外膜炎、淋巴结核、腋窝淋巴腺炎、肋间神经痛等胸部疾病的主要穴位。此外，它还可以治疗乳汁分泌不足、乳腺炎等乳房疾病，对脑出血、目视不明、热病汗不出、心烦、疟疾等也有特殊疗效。

【宽胸理气，焕发身体活力】

《备急千金要方》中提道："寒热胸满颈痛，四肢不举，腋下肿，上气胸中有音，喉中鸣，天池主之。"天池穴是手厥阴心包经上的腧穴，也是手厥阴心包经、足少阳胆经的交会穴。胸部是人体的重要部位，内含人体最重要的脏器。当胸部患病时，整个人会感到浑身不适、四肢无力。经常按摩天池穴，可以调节脏腑功能、舒经活络、宽胸理气、防治胸腹疾病。

独穴按摩法

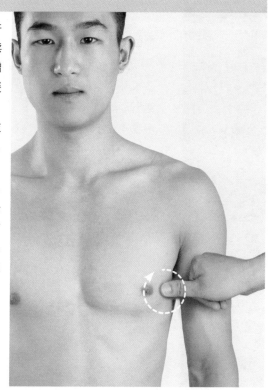

● 用拇指指腹垂直下压，并顺时针揉按天池穴，持续3~5分钟为宜，可治乳腺增生、乳腺炎等胸部疾病，缓解胸部不适感。

● 保健按摩时，双臂胸前交叉，双手食指和中指并拢，按揉对侧天池穴3分钟。

● 按摩后，如能配合艾灸，效果更佳。艾灸时，将艾条的一端点燃，悬于该穴上方2厘米高处熏烤5~10分钟。温度以体感能忍受为宜，注意不要烫伤。

扫码看乳根视频

《针灸甲乙经》中说："乳根，在乳下一寸六分陷者中。"乳，指乳房；根，是本的意思。乳根穴是足阳明胃经的主要穴位之一，有通乳化瘀、宣肺利气的功效。

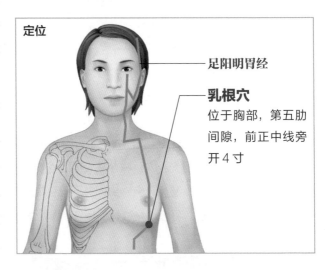

定位

足阳明胃经

乳根穴
位于胸部，第五肋间隙，前正中线旁开4寸

简单取穴

位于胸部，在乳头直下，乳房根部，第五肋间隙，距前正中线4寸处。

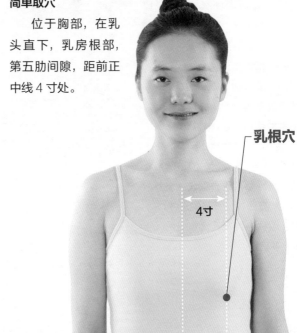

4寸

乳根穴

乳根穴是重要的治病穴位之一，是治疗乳腺增生、乳痈、乳痛、乳腺炎、乳汁不足、乳房胀痛、乳房下垂等乳房疾病的主要穴位。此外，它还可以治疗胸痛、心闷、气喘、呃逆、肋间神经痛、狭心症、胸闷等胸部疾病。

【乳房疾病特效穴】

《针灸甲乙经》中提道："胸乳下满痛，膺肿，乳根主之。乳痛，凄索寒热，痛不可按，乳根主之。"乳根穴是足阳明胃经上的腧穴，足阳明胃经属胃，女子乳房也属胃，再加上乳根穴位于乳房部，因此，它是治疗乳房疾病的特效穴。随着生活水平的提高，大量高脂肪、高蛋白饮食以及激素的过量摄入，使成年女性患上乳房疾病的概率不断升高。经常按摩乳根穴，能使胸部的各种血凝气瘀得到缓解，对乳房起到良好的自我保健作用，也有使乳房丰满的效果。

独穴按摩法

● 用食指指腹着力按压乳根穴，每天早晚各揉按3~5分钟。对乳痛、乳痛、乳腺炎、乳汁不足等具有很好的疗效。

● 保健按摩时，用拇指指腹紧按于乳根穴处，拇指来回揉动，边揉边按，使局部有明显酸胀感，胸胁、乳房部有舒适感，持续2~3分钟。

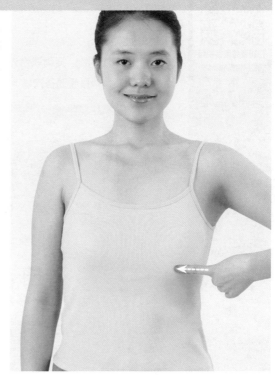

《针灸甲乙经》中说："食饮善呕，不能言，通谷主之。""通谷"，即腹通谷穴，腹，指腹部；通，指通过；谷，指水谷。腹通谷穴是足少阴肾经的主要穴位之一，有健脾和胃、宽胸安神的功效。

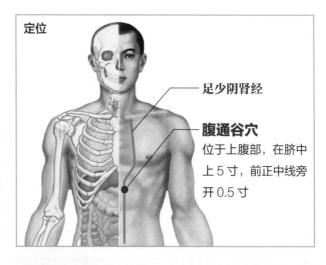

定位

足少阴肾经

腹通谷穴
位于上腹部，在脐中上 5 寸，前正中线旁开 0.5 寸

简单取穴

取穴时仰卧，胸剑联合处，直下量 4 横指，再旁开半横指处，就是腹通谷穴。

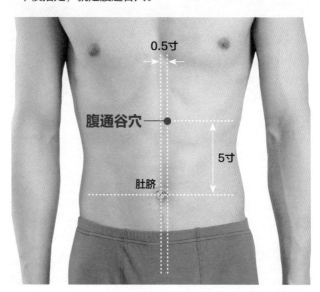

0.5寸

腹通谷穴

5寸

肚脐

胃痛呕吐不用怕

独穴按摩一步见效：专家视频演示版

【主治病症】

腹通谷穴是重要的治病穴位之一，是治疗急慢性胃炎、消化不良、胃扩张、腹痛、腹胀、神经性呕吐、肋间神经痛、肺气肿、哮喘等胸腹部疾病的主要穴位。此外，它还可以治疗急性舌骨肌麻痹、癫痫、眼结膜充血等。

【脾胃运化的好帮手】

《针灸甲乙经》中提道："冲脉、足少阴之会。"腹通谷穴是足少阴肾经上的腧穴，也是足少阴肾经与冲脉的交会穴。腹通谷穴所处部位是食物在消化过程中要经过的地方，与胃腑相关，胃为水谷之海，所以，常取腹谷通穴治疗胃腑疾病。腹通谷穴善治脾胃疾病，帮助脾胃运化水谷精微，为日常生命活动提供充足和必要的能量物质。

独穴按摩法

● 用拇指以圈状分别轻轻按揉两侧腹通谷穴，可治胃痛、呕吐、腹痛、腹胀等胃肠疾病。

● 保健按摩时，中指和食指并拢，置于该穴位处，顺时针和逆时针各按揉 2 分钟。

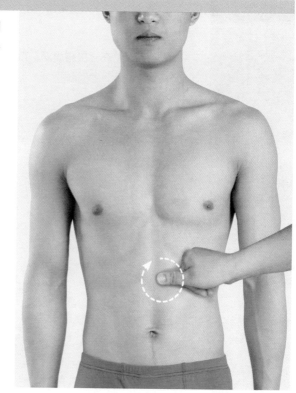

扫码看商曲视频

《针灸甲乙经》中说："腹中积聚，时切痛，商曲主之。"商，五音之一，属金；曲，指弯曲。商曲穴是足少阴肾经的主要穴位之一，有健脾和胃、消积止痛的功效。

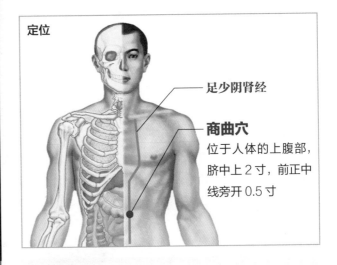

定位

足少阴肾经

商曲穴
位于人体的上腹部，脐中上2寸，前正中线旁开0.5寸

简单取穴

取穴时，充分暴露腹部，在脐中上2寸，前正中线旁开0.5寸处，即为商曲穴。

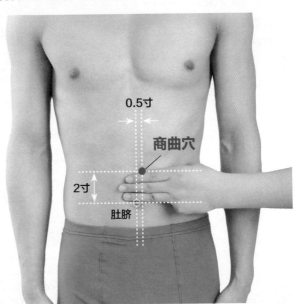

0.5寸

商曲穴

2寸

肚脐

【解决腹痛烦恼】

　　《循经考穴编》中提道："大便或泄或闭，时时切痛。"商曲穴是足少阴肾经上的腧穴，也是冲脉、足少阴肾经的交会穴。商曲穴善治胃肠疾病，特别是腹痛、便秘。便秘是指大便次数减少以及大便干结，不易排出体外的症状，长此以往容易引起腹胀、腹痛、食欲不振、睡眠质量差等，甚至会引起痔疮、便血、肛裂。经常按揉商曲穴，可以调理脏腑、润肠泻热、防治胃肠疾病。

独穴按摩法

● 用拇指指腹从上向下推摩商曲穴，每次3~5分钟；或用艾条灸商曲穴，每次5~15分钟。可治胃痛、便秘、腹泻等胃肠疾病。

● 保健按摩时，将双手食指分别轻按于商曲穴上，顺时针轻轻揉按，每天早晚各1次，每次1~3分钟。

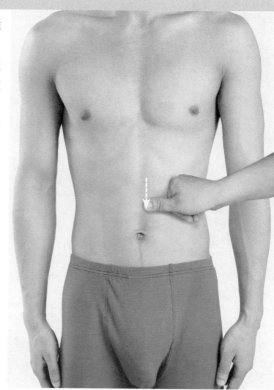

《黄帝内经·素问》中说："天枢之上，天气主之；天枢之下，地气主之；气交之分，人气从之，万物由之。"天枢穴是足阳明胃经的主要穴位之一，有调中和胃、理气健脾的功效，同时还能促进小肠运动，增强脂肪代谢。

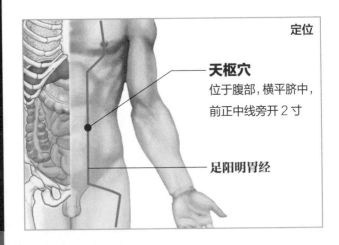

定位

天枢穴
位于腹部，横平脐中，前正中线旁开2寸

足阳明胃经

扫码看天枢视频

简单取穴

取穴时，仰卧或正坐，双手手背向外，拇指与小指弯曲，中间三指并拢，以食指指腹贴于肚脐，无名指所在的位置且横平脐中处就是天枢穴。

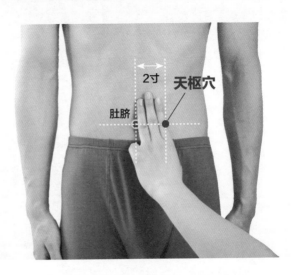

2寸　**天枢穴**

肚脐

【主治病症】

天枢穴是重要的治病穴位之一,是治疗腹部或全身肥胖、急性胃肠炎、肠梗阻、胆道蛔虫症、急性阑尾炎、腹痛、腹胀、便秘、呕吐、腹泻、痢疾、胆囊炎、肝炎、肾炎等的主要穴位。此外,它还可以治疗月经不调、痛经、子宫内膜炎、功能性子宫出血、不孕等妇科疾病,对虚损劳弱、伤寒、中暑、口腔溃疡等也有特殊疗效。

【守护腹部健康】

《针灸大成》中提道:"主奔豚,泄泻,胀疝,赤白痢,水痢不止,食不下,水肿腹胀肠鸣,上气冲胸,不能久立,久积冷气,绕脐切痛,时上冲心,烦满呕吐,霍乱,冬月感寒泄利,疟寒热狂言,伤寒饮水过多,腹胀气喘,妇人女子癥瘕,血结成块,漏下赤白,月事不时。"天枢穴内应横结肠屈曲回折之端,善于促进膈下器官运行加速,辅助肠中水谷气化吸收水分,增加胃肠蠕动。经常按摩天枢穴,能够有效刺激并调整胃肠的蠕动,对各种腹部疾病都能起到良好的改善作用。

独穴按摩法

● 仰卧,用拇指按揉天枢穴2分钟,可缓解消化不良、恶心呕吐、胃胀、腹泻、腹痛等症,效果明显。

● 保健按摩时,双手掌心向下,用食指、中指、无名指三个手指头垂直下按并向外揉压天枢穴,施力点在中指指腹。每天早晚各按1次,每次揉按1~3分钟。

● 按摩后,如能配合艾灸,效果更佳。艾灸时,将艾条的一端点燃悬于该穴位上方3~6厘米左右高处,固定不移,使局部有温热而无灼痛感,一般灸3~5分钟,灸至皮肤稍起红晕为度,注意不要烫伤。

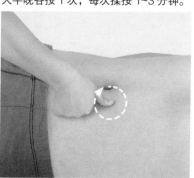

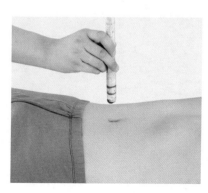

扫码看大赫视频

独穴按摩一步见效：专家视频演示版

《针灸甲乙经》中说："女子赤淫，大赫主之。"大，与小相对；赫，指显赫。大赫穴是足少阴肾经的主要穴位之一，有益肾助阳、调经止带的功效。

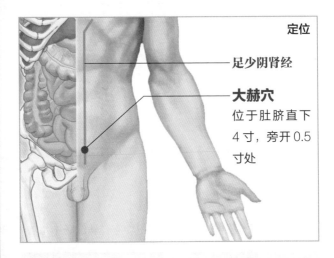

定位

足少阴肾经

大赫穴
位于肚脐直下4寸，旁开0.5寸处

简单取穴

从肚脐向下量4寸，再从前正中线旁开量0.5寸，即为大赫穴。

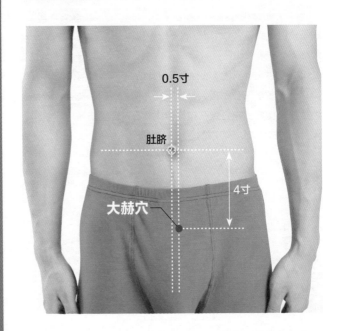

0.5寸

肚脐

4寸

大赫穴

【主治病症】

大赫穴是重要的治病穴位之一，是治疗子宫脱垂、遗精、带下、月经不调、痛经、泄泻、不育症、性欲亢进、房事不节、早泄、阳痿、睾丸炎等男女生殖系统疾病的主要穴位。

【生殖健康有保障】

《针灸甲乙经》中提道："冲脉、足少阴之会。"大赫穴是足少阴肾经与冲脉的交会穴，而足少阴肾经、冲脉均与生殖关系密切。大赫穴阳气盛大，精气凝聚，为下焦元阳升起、旺盛之处。经常按摩大赫穴，同时配合膀胱俞穴、太冲穴等穴位，对治疗男性前列腺疾病效果显著。大赫穴也能调理和改善各种妇科疾病。大赫穴位于脐下腹部，因此，经常按摩对防治腹部疾病也有保健功效。

独穴按摩法

● 用拇指指腹从上向下推摩大赫穴，每次 3~5 分钟。可治生殖系统、泌尿系统疾病。

● 保健按摩时，用拇指顺时针方向按揉大赫穴约 2 分钟，再逆时针按揉约 2 分钟，以感到酸胀为宜。

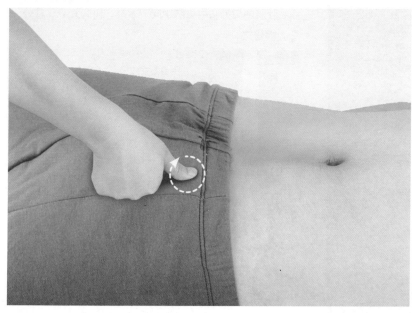

摆脱男人难言之隐

独穴按摩一步见效：专家视频演示版

《脉经》中说："尺脉浮，下热风，小便难……针横骨、关元泻之。"横，指穴内物质为横向移动的风气；骨，指穴内物质中富含骨所主的水液。该穴位名意指肾经的水湿之气在此横向处佳。横骨穴是足少阴肾经的主要穴位之一，有益肾助阳、调理下焦的功效。

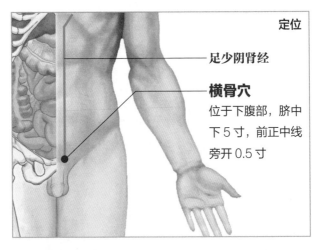

定位

足少阴肾经

横骨穴
位于下腹部，脐中下5寸，前正中线旁开0.5寸

简单取穴

肚脐中央为脐中。脐中向下5寸，再旁开0.5寸处，即为横骨穴。

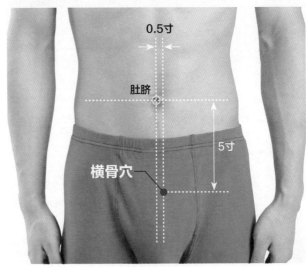

0.5寸

肚脐

5寸

横骨穴

【主治病症】

横骨穴是重要的治病穴位之一，是治疗性功能减退、阴部疼痛、小腹疼痛、遗精、阳痿、疝气、脱肛、腰痛、遗尿、小便不通、睾丸炎、尿道炎、尿失禁、崩漏、盆腔炎、附件炎、闭经、月经不调等的主要穴位。

【补肾强健穴】

《针灸大成》中提道："主五淋，小便不通，阴器下纵引痛，小腹满，目赤痛从内眦始，五脏虚竭，失精。"横骨穴是足少阴肾经上的腧穴，也是冲脉、足少阴肾经的交会穴。冲脉和足少阴肾经与生殖系统、泌尿系统关系密切，而横骨穴位于下腹部，因此，它主治前阴、肝肾及小腹等部位的疾患。经常按摩此穴，能够激发督脉之阳气，有壮阳强肾、治疗阳痿等疾病的功效。

独穴按摩法

● 疝气、小便不通、遗精时，将拇指置于横骨穴处，顺时针和逆时针各按揉 2 分钟。

● 保健按摩时，用双手中指轻压、揉摸横骨穴，每日早晚各揉摸 1~3 分钟。

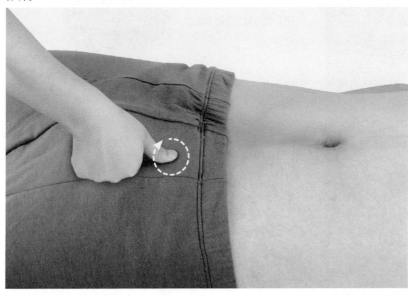

《黄帝内经·灵枢》中说："肺俞在三焦（椎）之间。"肺，指肺脏；俞，指输注。肺俞穴是足太阳膀胱经的主要穴位之一，是肺气转输之处，也是治肺疾要穴之一，有宣肺解表、清热理气的功效。

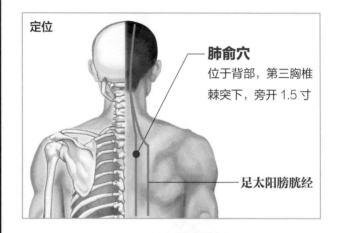

定位

肺俞穴
位于背部，第三胸椎棘突下，旁开1.5寸

足太阳膀胱经

简单取穴

取穴时，俯伏或俯卧，在肩胛骨内侧，第三胸椎棘突下，旁开2横指处就是肺俞穴。

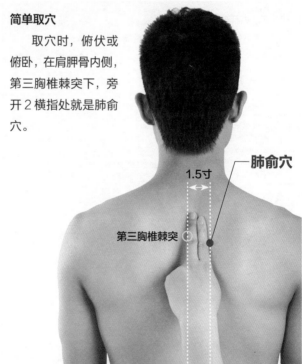

1.5寸

肺俞穴

第三胸椎棘突

【主治病症】

　　肺俞穴是重要的治病穴位之一，是治疗感冒、肺炎、百日咳、肺气肿、支气管炎、咳嗽、哮喘、胸满喘逆等呼吸系统疾病的主要穴位。此外，它还可以治疗皮肤瘙痒、胸背神经痛、背部软组织劳损、风湿性关节炎等，对酒糟鼻、耳聋、心内膜炎、肾炎等也有特殊疗效。

【化痰特效穴】

　　《针灸大成》中提道："主咳嗽红痰。"肺俞穴是肺脏之气输注背部之处，与肺脏内外相应，因此，是治疗肺脏病的重要腧穴。痰是人体喉部至肺部之间的器官黏膜产生的液状物，往往使人产生异物感，严重时咳不出、咽不下，令人十分难受。经常刺激肺俞穴，可以加快肺部振动，使脾、肺、肾气血畅通以扶正固本、化解症状。

独穴按摩法

● 久咳、咯痰不出时，用双手拇指同时按揉两侧肺俞穴，以局部发热为佳，每次1~3分钟，可以很快缓解症状。

● 保健按摩时，用左手中指指尖按揉右侧肺俞穴2分钟，然后换右手照上法按揉左侧肺俞穴2分钟，循环交替揉至局部发热为度。

● 按摩后，如能配合艾灸，效果更佳。艾灸时，将艾条的一端点燃，悬于该穴位上方2厘米高处，上下移动熏烤10~15分钟。温度以体感能忍受为宜，注意不要烫伤。

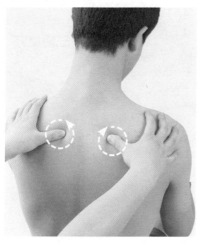
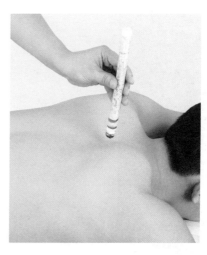

《针灸甲乙经》中说："三阴交，在内踝上三寸，骨下陷者中。"三阴，指足三阴经；交，指交会。三阴交穴是足太阴脾经的主要穴位之一，是足太阴脾经、足厥阴肝经、足少阴肾经三经的交会穴，有健脾益胃、调肝补肾、调理经带的功效。

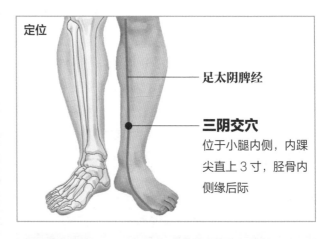

定位

足太阴脾经

三阴交穴
位于小腿内侧，内踝尖直上3寸，胫骨内侧缘后际

简单取穴

在小腿内侧，先找到足内踝尖，向上量取3寸，与胫骨内侧后缘的交会处，便是三阴交穴。

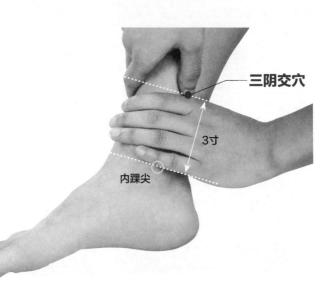

三阴交穴

3寸

内踝尖

独穴按摩一步见效：专家视频演示版

治疗妇科病的万能穴

扫码看三阴交视频

【主治病症】

　　三阴交穴是重要的治病穴位之一，是治疗月经不调、痛经、带下、阴挺（妇女子宫下脱，甚至脱出阴户之外，或者阴道壁膨出）、不孕、崩漏、闭经、更年期综合征、产后血晕、阴道炎、盆腔炎、前阴瘙痒等一切妇科病的主要穴位。此外，它还可以治疗遗精、遗尿、肾炎、脾胃虚弱、腹泻、急慢性肠炎、痢疾、胃痛、肝脾肿大、腹水水肿、肝炎、小便不利、阳痿、前列腺炎、早泄等，对失眠、糖尿病、心悸、心慌、高血压、急性心肌梗死等也有特殊疗效。

【治病范围广，保健效果好】

　　"三阴交"的名称最早出现于《黄帝明堂经》，三阴交穴是足太阴脾经、足厥阴肝经、足少阴肾经三经交会穴。经常按摩三阴交穴，可以调补肝、脾、肾三经的气血，使人健康长寿。

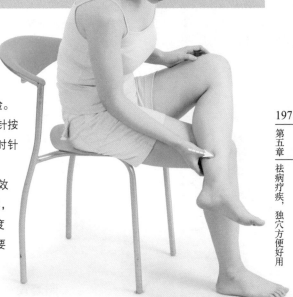

独穴按摩法

● 用拇指指尖垂直按压三阴交穴，每天早晚各1次，每次左右穴位各1~3分钟，可改善女性各种病症。孕妇禁按，否则有流产的危险。

● 保健按摩时，用拇指顺时针按揉三阴交穴2分钟，然后逆时针按揉2分钟。

● 按摩后，如能配合艾灸，效果更佳。艾灸时，将艾条点燃，悬灸该穴上方10分钟。温度以体感能忍受为宜，注意不要烫伤。

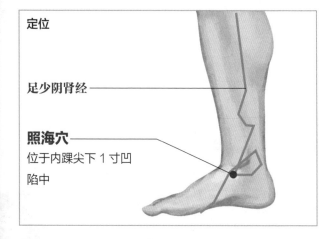

扫码看照海视频

摆脱月经不调的烦恼

独穴按摩一步见效：专家视频演示版

《黄帝内经·素问》中说："阴阳蹻四穴。"这里指的就是照海穴。照，指光照；海，指海洋。照海穴，别名阴蹻穴，是足少阴肾经的主要穴位之一，有滋阴清热、调经止痛的功效。

定位

足少阴肾经

照海穴
位于内踝尖下 1 寸凹陷中

简单取穴

取穴时，坐位垂足，由内踝尖垂直向下推，推至下缘凹陷中，按压有酸痛感处就是照海穴。

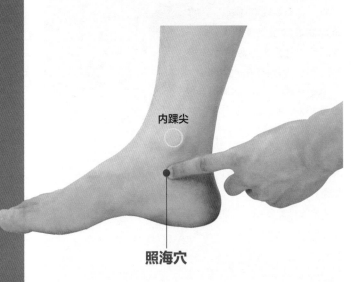

内踝尖

照海穴

【主治病症】

照海穴是重要的治病穴位之一，是治疗子宫脱垂、月经不调、痛经、赤白带下、阴挺、阴痒等妇科疾病的主要穴位。此外，它还可以治疗踝关节扭伤后前内侧疼痛、咽喉干燥、急性扁桃体炎、神经衰弱、失眠、嗜卧、惊恐不宁、目赤肿痛等，对咽喉肿痛、气喘、便秘、遗精等也有特殊疗效。

【补肾又滋养】

《针灸资生经》中提道："照海、水泉、曲骨，治妇人阴挺出。"照海穴是足少阴肾经上的腧穴，足少阴肾经属肾，肾主生殖，司二便，肝肾同源，因此，照海穴主治妇科病。照海穴通阴跷脉，具有"滋肾清热、通调三焦"之功用，能迅速扑灭虚火、缓解咽喉肿痛，可以用于治疗慢性咽炎等咽喉部疾病。

独穴按摩法

● 月经不调时，用拇指点压照海穴约1分钟，然后顺时针方向揉1分钟，逆时针方向揉1分钟，以局部有酸胀感为佳。

● 保健按摩时，常用拇指指腹轻轻向下揉按，每次1~3分钟，有补肾、养肝、健脾的功效。

● 按摩后，如能配合艾灸，效果更佳。艾灸时，将艾条的一端点燃，悬于该穴位上方约3厘米高处，灸10分钟左右，每天2次。温度以体感能忍受为宜，注意不要烫伤。

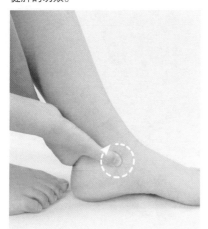

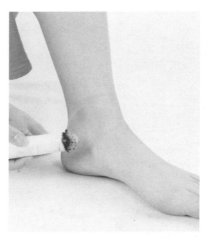

调经养血止崩漏

《黄帝内经·素问》中说："踝上横二寸。"交，指交流，交会；信，指信息。交信穴是足少阴肾经的主要穴位之一，有益肾调经、调理二便的功效。

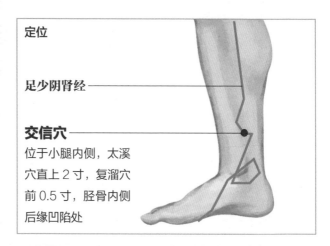

定位

足少阴肾经————

交信穴————
位于小腿内侧，太溪
穴直上2寸，复溜穴
前0.5寸，胫骨内侧
后缘凹陷处

简单取穴

取穴时，先找到太溪穴，直上量3横指，再前推至胫骨后缘凹陷处就是交信穴。

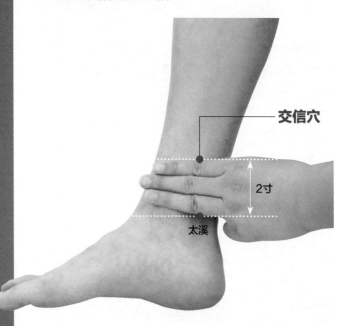

交信穴

2寸

太溪

独穴按摩一步见效：专家视频演示版

扫码看交信视频

【主治病症】

交信穴是重要的治病穴位之一，是治疗月经不调、痛经、功能性子宫出血、子宫收缩不全、子宫脱垂等妇科病的主要穴位。此外，它还可以治疗淋病、睾丸炎、便秘、痢疾、肠炎、便秘等下腹部疾病，对脊髓炎、下肢内侧痛等也有特殊疗效。

【女子疾病多调补】

《类经图翼》中提道："女子漏血不止，阴挺，月事不调，小腹痛，盗汗。"交信穴是足少阴肾经上的腧穴，也是阴跷脉之郄穴，有调补肝肾的功能，主治肝肾、小腹及足少阴肾经所过部位的疾患。经常按摩交信穴不仅能滋肾养肝，还能调理二便，降低妇科疾病发生的风险。

独穴按摩法

● 用食指指腹揉按交信穴，以有轻微酸胀感为宜，每次左右各揉按 1~3 分钟，先左后右，可治月经不调、痛经、崩漏等妇科疾病。

● 保健按摩时，用双手拇指指腹同时按揉双腿上的交信穴 3 分钟。

● 按摩后，如能配合艾灸，效果更佳。艾灸时，将艾绒搓成黄豆大小的艾炷，直接放在该穴位上，灸 3~5 壮。温度以体感能忍受为宜，注意不要烫伤。

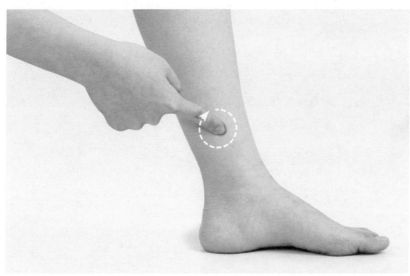

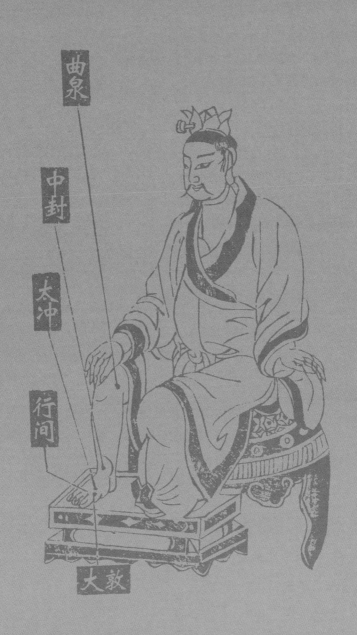

曲泉

中封

太冲

行间

大敦

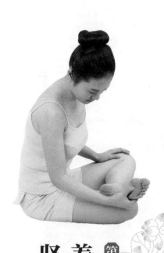

第六章

养生独穴，坚持按摩效果好

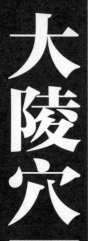

大陵穴

扫码看大陵视频

清胃火，除口臭

独穴按摩一步见效：专家视频演示版

《黄帝内经·灵枢》中说："阳中之太阳心也，其原出于大陵，大陵二。"大，与小相对；陵，指丘陵。大陵穴是手厥阴心包经的主要穴位之一，有宁心安神、和营通络、宽胸和胃的功效。

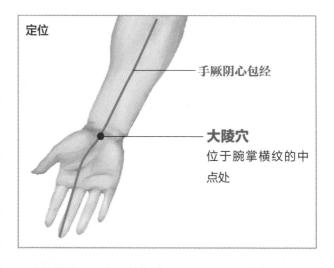

定位

手厥阴心包经

大陵穴
位于腕掌横纹的中点处

简单取穴

伸出手臂，手掌与手臂连接处，最靠近手掌的横纹，即为腕横纹。在腕横纹的中点处，掌长肌腱与桡侧腕屈肌腱之间，即为大陵穴。

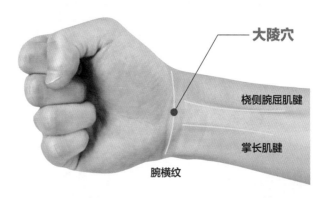

大陵穴

桡侧腕屈肌腱

掌长肌腱

腕横纹

【主治病症】

大陵穴是重要的治病穴位之一，是治疗口臭、头痛、咳嗽、咯血、心肌炎、心内外膜炎、心动过速、心痛、肋间神经痛、胃炎、胃出血、扁桃体炎、咽炎等心神、脾胃和头目疾病的主要穴位。此外，它还可以治疗失眠、足跟痛、身热、肾虚等，对心悸、癫痫、神经衰弱、精神分裂等也有特殊疗效。

【口气全除】

《玉龙赋》中提道："劳宫、大陵，可疗心闷疮痍。大陵、人中频泻，口气全除。肚痛秘结，大陵合外关于支沟。"大陵穴是手厥阴心包经上的原穴，也是输穴，五行属土，主要用于心神、脾胃及头目疾病的治疗。大陵穴还能够治疗口臭，经常按摩大陵穴能宽胸和胃，清泻胃火，从根本上消除口臭，还你口气清新。

独穴按摩法

● 口臭，伴口干、口苦、口燥时，用拇指指尖垂直掐按大陵穴，每天早晚两侧各掐按 1~3 分钟。

● 保健按摩时，用一手拇指指腹按揉另一侧大陵穴，顺时针方向按揉 2 分钟，两手交替进行。经常按摩可以消胃火、除口臭。

● 按摩后，如能配合艾灸，效果更佳。艾灸时，将艾绒搓成黄豆大小的艾炷，放于该穴位上点燃，灸 3~5 壮。温度以体感能忍受为宜，注意不要烫伤。

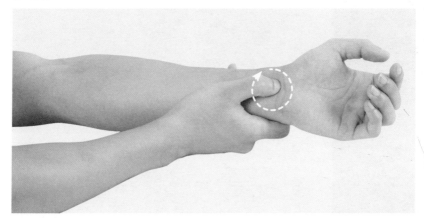

《针灸甲乙经》中说："养老，手太阳郄，在手踝骨上一空，腕后一寸陷者中。"养，指生养，养护；老，与少、小相对。养老穴是手太阳小肠经的主要穴位之一，有清头明目、舒筋活络的功效。

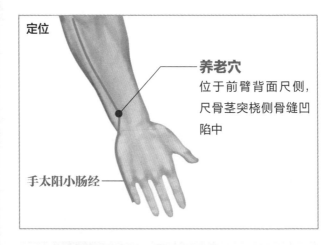

定位

养老穴
位于前臂背面尺侧，尺骨茎突桡侧骨缝凹陷中

手太阳小肠经

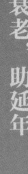

抗衰老，助延年

独穴按摩一步见效：专家视频演示版

简单取穴

前臂背面，靠近手背，在小指侧，摸到一个明显突起的骨性标志，此为尺骨小头，尺骨小头近心端拇指侧的凹陷中，即为养老穴。

尺骨小头

养老穴

【主治病症】

养老穴是重要的治病穴位之一，是治疗心肌梗死、脑血栓、脑血管病后遗症、肩臂部神经痛、急性腰扭伤、落枕等急症、重症疾病的主要穴位。此外，它还可以治疗近视、呃逆、落枕、老年痴呆、目视不明、耳聋、老花眼等。

【晚年体健靠养老】

《针灸大成》中提道："主肩臂酸疼，肩欲折，臂如拔，手不能自上下，目视不明。"养老穴是手太阳小肠经的郄穴，善治目花、耳聋、腰酸和身重等老年人疾患。老年人颈部肌肉牵拉功能退化，如果夜晚睡眠的姿势不对，或者枕头的高低不合适，就容易落枕。老年人常见的疾病还有尿不尽、尿频等，这些都可以通过按摩养老穴进行调节。

独穴按摩法

● 用食指指尖垂直下压养老穴 1~3 分钟，穴位处有酸胀感。可辅助治疗老年痴呆、头昏眼花、耳聋、腰酸、腿痛等老年病。

● 保健按摩时，将五根木牙签捆绑在一起，剪平尖端，形成梅花针状，对该穴位点刺 2~3 分钟。

● 按摩后，如能配合艾灸，效果更佳。艾灸时，将艾条的一端点燃，在该穴位上方 2 厘米高处来回移动熏烤该穴 20~30 分钟。温度以体感能忍受为宜，注意不要烫伤。

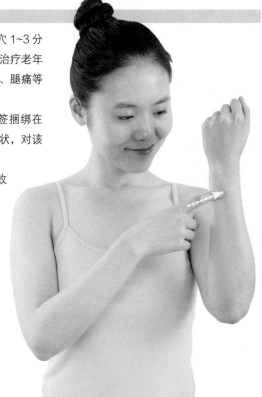

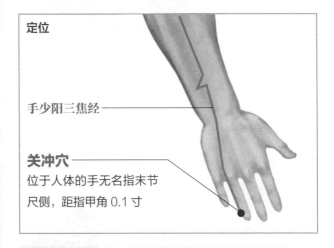

扫码看关冲视频

远离更年期烦恼

《黄帝内经·灵枢》："三焦者，上合手少阳，出于关冲，关冲者，手小指次指之端也，为井金。"关，弯也，指无名指；冲，冲要。关冲穴是手少阳三焦经的主要穴位之一，有泻热开窍、清利喉舌、活血通络的功效。

定位

手少阳三焦经————

关冲穴
位于人体的手无名指末节尺侧，距指甲角 0.1 寸

简单取穴

无名指伸直，先确定靠近小指侧的指甲角，再旁开 0.1 寸处，即为关冲穴。

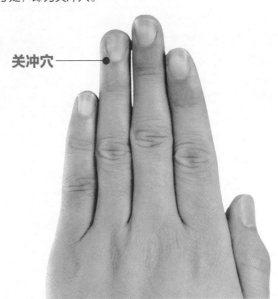

关冲穴————

独穴按摩一步见效：专家视频演示版

【主治病症】

　　关冲穴是重要的治病穴位之一，是治疗头痛、热病、口干、中暑、小儿消化不良等的主要穴位。此外，它还可以治疗喉炎、结膜炎、角膜白斑、脑血管病、咽喉肿痛、视物不明、目生翳膜、耳聋等头面五官的病症，对前臂神经痛、五指疼痛、臂肘痛不能举等也有特殊疗效。

【调整内分泌】

　　《针灸大成》中提道："主喉痹喉闭，舌卷口干，头痛，霍乱，胸中气噎，不嗜食，臂肘痛不可举，目生翳膜，视物不明。"关冲穴是手少阳三焦经的井穴，五行属金，能清三焦之热，可以用于外感热病以及头面五官疾病的治疗。女性在40多岁的时候，其生殖功能逐渐开始生理性退化，体内雌激素分泌逐渐减少，就会出现多种更年期症状，不仅自己烦恼，也会牵连到周围的人。女性经常按摩关冲穴，可以缓解更年期症状，远离更年期烦恼。

独穴按摩法

● 用一手食指指甲尖掐按另一手无名指的关冲穴。先左手后右手，每天早晚两穴位各掐按1次，每次掐按1~3分钟，可缓解更年期症状，如心慌气短、性欲减退等。

● 保健按摩时，用一手手指甲在另一手该穴位上掐按1分钟左右，左右手交替进行。

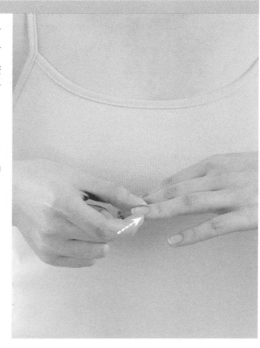

提升心肺功能

独穴按摩一步见效：专家视频演示版

《针灸甲乙经》中说："胸胁支满，不得息，咳逆，乳痈，洒淅振寒，神封主之。"神，指该穴位内的物质为天部之气；封，指封堵。神封穴是足少阴肾经的主要穴位之一，有宽胸理肺、降逆止呕的功效。

定位

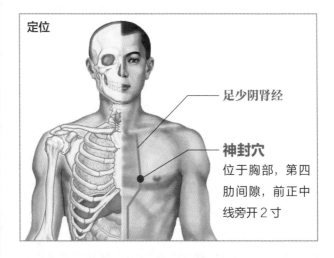

足少阴肾经

神封穴
位于胸部，第四肋间隙，前正中线旁开 2 寸

简单取穴

与乳头相平的肋间隙即第四肋间隙，在此肋间隙中，前正中线向旁边量 3 横指处即为神封穴。

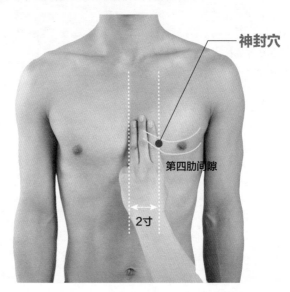

神封穴

第四肋间隙

2寸

【主治病症】

神封穴是重要的治病穴位之一，是治疗咳嗽、哮喘、胸痛、乳痈、胸膜炎、胸胁支满、肺痈、胸膜炎、肋间神经痛、支气管炎等胸肺部疾病的主要穴位。此外，它还可以治疗心动过速、乳腺炎、腹直肌痉挛等。

【心脏的封地】

《针灸大成》中提道："主胸满不得息，咳逆，乳痈，呕吐，洒淅恶寒，不嗜食。"心藏神，神指心，神封穴所处心脏所属封地，故名神封，常用来治疗胸肺部疾病。咳嗽的时候，可以按压神封穴，发挥其止咳功效。除了止咳，神封穴也具有缓解和治疗气喘的作用。经常按摩神封穴可以提升心肺功能，强身健体。

独穴按摩法

● 跑步后或搬重物后发生气喘时，用中指指腹揉按神封穴 3~5 分钟，可缓解症状。
● 保健按摩时，双手的四指并拢，中指轻按神封穴，一按一放，持续 1~3 分钟。

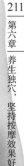

第六章 养生独穴，坚持按摩效果好

《针灸甲乙经》中说："滑肉门，在太乙下一寸，足阳明脉气所发。"滑，指滑行；肉，指脾之属；门，指门户。滑肉门穴是足阳明胃经的主要穴位之一，有镇惊安神、消除脂肪、健美减肥、消炎止痛的功效。

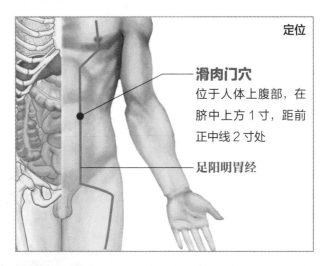

定位

滑肉门穴
位于人体上腹部，在脐中上方 1 寸，距前正中线 2 寸处

足阳明胃经

简单取穴

取穴时，从脐中沿前正中线向上量 1 寸，再水平旁开 2 寸处就是滑肉门穴。

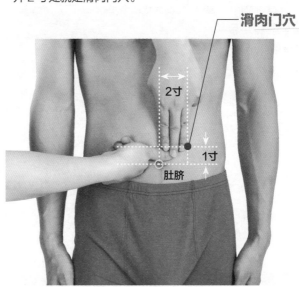

滑肉门穴

2寸

1寸

肚脐

　　滑肉门穴是重要的治病穴位之一，是治疗全身性肥胖及水肿性肥胖、胃痛、呕吐、腹胀、食欲不振、子宫内膜炎、月经不调、慢性胃肠炎等的主要穴位。此外，它还可以治疗舌炎、舌下腺炎、癫狂、不孕症、肠套叠、脱肛等。

【爱美之人常用穴】

　　《类经图翼》中提道："癫狂，呕逆，吐血，重舌舌强。"滑肉门穴是足阳明胃经上的腧穴，足阳明胃经属胃，胃主食物的贮存与运化。因此，滑肉门穴可以对饮食的摄入与输布进行调控，经常按摩滑肉门穴，可以达到减肥的功效。

独穴按摩法

● 用中间三指指腹垂直下按滑肉门穴，再向上托，用力揉按1~3分钟，长期按摩可以起到消脂减肥的作用。

● 保健按摩时，用拇指或中指按压滑肉门穴半分钟，再顺时针方向按揉2分钟，以局部感到酸胀并向整个腹部放散为好。

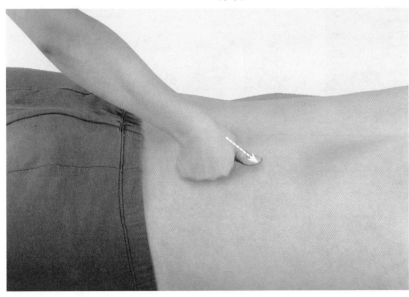

《针灸甲乙经》中说："大横，在腹哀下三寸，直脐旁，足太阴、阴维之会。"大，与小相对；横，指横向。大横穴是足太阴脾经的主要穴位之一，有温中散寒、调理肠胃的功效。

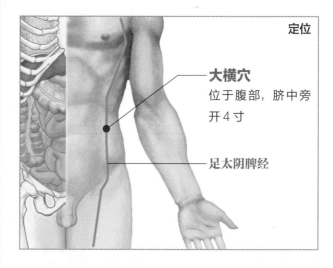

定位

大横穴
位于腹部，脐中旁开4寸

足太阴脾经

简单取穴

位于腹中部，脐中（神阙）旁开4寸处就是大横穴。

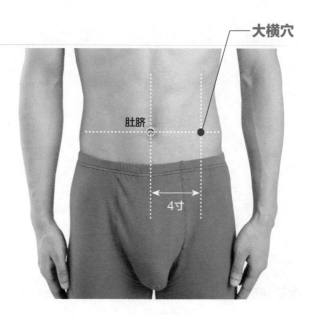

大横穴

肚脐

4寸

【主治病症】

大横穴是重要的治病穴位之一，是治疗习惯性便秘、腹泻、肠寄生虫、肠炎、细菌性痢疾、肠麻痹等大肠疾病的主要穴位。此外，它还可以治疗多汗、四肢痉挛、小腹寒痛、腹部肥胖、高血脂、流行性感冒等。

【善治肠道疾病，调理肥胖病】

《备急千金要方》中提道："四肢不可举动，多汗洞痢，灸大横随年壮。"大横穴是足太阴脾经上的腧穴，是足太阴脾经、阴维脉的交会穴。脾经与胃经相表里，关系紧密，因此，大横穴有通调肠胃的作用，能治肠腹气之病，为治腹痛、泻痢的常用穴。如今很多人的生活、饮食习惯不健康，患上了习惯性便秘，如厕非常吃力。经常按摩大横穴，对身体和肠胃功能，以及腰腹的肥胖状态，有很好的调理、改善和保健作用。

独穴按摩法

● 以两手中指指尖同时垂直下压（此时配合吸气、缩腹，效果更佳）揉按该穴位，每天早晚各1次，每次揉按1~3分钟，可促进肠胃消化、防治腰腹肥胖。

● 保健按摩时，用双侧拇指分别点按同侧大横穴半分钟，再顺时针方向按揉约2分钟。

● 按摩后，如能配合艾灸，效果更佳。将艾绒搓成艾条，点燃艾条，在该穴位上方2厘米高处灸约15分钟。温度以体感能忍受为宜，注意不要烫伤。

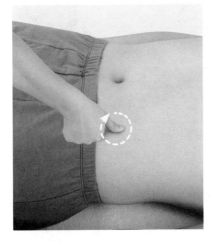
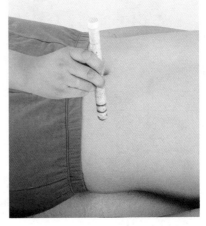

扫码看气海视频

独穴按摩一步见效：专家视频演示版

《黄帝内经·灵枢》中说："肓之原，出于脐肒。"《脉经》中记载："尺脉微，厥逆，小腹中拘急，有寒气……针气海。"气，指元气；海，指海洋。气海穴是任脉的主要穴位之一，有益肾固精、升阳补气、调理冲任的功效。

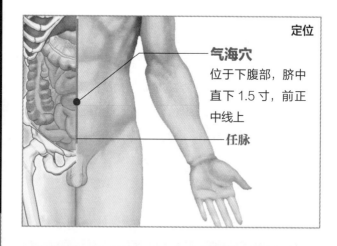

定位

气海穴
位于下腹部，脐中直下 1.5 寸，前正中线上

任脉

简单取穴

取穴时，在前正中线上，从肚脐直下量约 2 横指宽处就是气海穴。

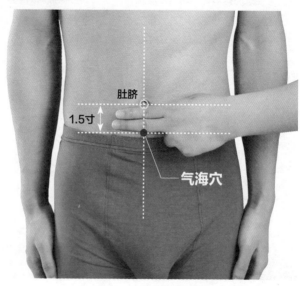

肚脐

1.5寸

气海穴

气海穴是重要的治病穴位之一，是治疗小腹疾病、肠胃疾病、痛经、闭经等腹部疾病的主要穴位。此外，它还可以治疗虚脱、瘦弱、体弱乏力、腹泻、痢疾、阳痿、遗精等，对带下、崩漏、恶露不尽等生殖系统疾病也有特殊疗效。

【气海一穴暖全身】

俗语有云，"气海一穴暖全身"。"气海"意为诸气汇聚之处，故有补气、调气之功。气海穴位于下焦"丹田"部位，对肝、脾、肾三脏之气亏虚和真气不足所产生的气虚之证，具有一定的治疗作用。常按气海穴，可使人体经血畅通、经气充溢、身心舒畅，能增强人体免疫机制，改善先天羸弱、后天劳损。

独穴按摩法

● 易感疲乏、气短体虚时，常以拇指轻轻按揉气海穴，可起到补气利血的作用。

● 保健按摩时，双掌交叠，放于气海穴上，顺时针方向按揉 2 分钟，揉至发热时疗效较佳。

● 按摩后，如能配合艾灸，效果更佳。艾灸时，将艾绒搓成如黄豆大的炷，着肤灸 5~9 壮，不留瘢痕灸；或用艾条灸，温和灸 15~20 分钟。温度以体感能忍受为宜，注意不要烫伤。

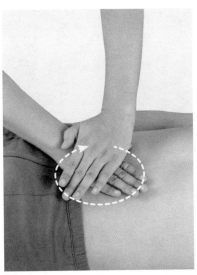

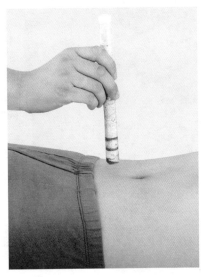

《黄帝内经·灵枢》中说："三结交者，阳明、太阴也，脐下三寸关元也。"关，有关藏的意思；元，有元气的意思。关元穴是任脉的主要穴位之一，是常用的保健要穴，有温肾益精、回阳补气、调理冲任、理气除寒的功效。

扫码看关元视频

218

独穴按摩一步见效：专家视频演示版

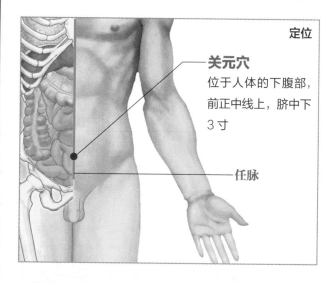

定位

关元穴
位于人体的下腹部，前正中线上，脐中下3寸

任脉

简单取穴

在下腹部，前正中线上，从肚脐中央向下量取4横指处，即为关元穴。

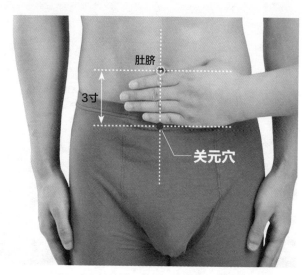

肚脐

3寸

关元穴

【主治病症】

关元穴是补肾强身的重要穴位之一，是治疗月经不调、不孕、遗尿、阳痿、早泄、遗精、崩漏、带下等的主要穴位。此外，它还可以治疗小便频繁、小便不通、肾炎等泌尿系统疾病，对疝气、痢疾、小儿发热、脱肛、完谷不化、虚劳体弱、低血压、四肢不温等也有治疗的作用。

【男子藏精、女子蓄血之处】

《类经图翼》说："此穴当人身上下四旁之中，故又名大中极，乃男子藏精、女子蓄血之处。"关元穴是任脉的重要穴位之一，任脉循行路线内有肾脏、小肠、膀胱、胞宫、前列腺等脏腑组织。因此，关元穴具有补肾壮阳、温通经络、理气和血、壮元益气等作用。

独穴按摩法

● 肾虚精亏时，以关元穴为中心，用一手掌以顺时针或逆时针方向按揉3~5分钟，力道以轻柔为主；然后配合呼吸，再按压此穴3分钟，以局部有酸胀感为宜，可以起到培元固本、强身健体的功效。

● 保健按摩时，先将手掌温热，敷在穴位上，再用大拇指指压关元穴，以有酸

胀感为佳。每天早晚双手轮流按揉该穴位，先左后右，每次按揉1~3分钟。

● 按摩关元穴后，如能配合艾灸，效果更佳。艾灸时，将鲜姜切成直径2~3厘米、厚0.2~0.3厘米的薄片，中间以针刺数孔后置于关元穴上，再将艾炷点燃施灸，每次3壮，隔日1次。

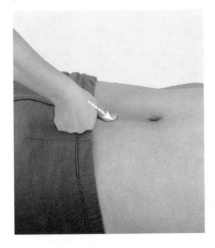

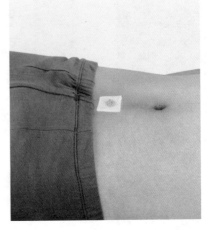

生殖器官的保健穴

独穴按摩一步见效：专家视频演示版

《黄帝内经·素问》："任脉者，起于中极之下，以上毛际，循腹里，上关元，至咽喉，上颐，循面入目。"中，指中间；极，指尽端。中极穴是任脉的主要穴位之一，有补肾培元、通利膀胱、清利湿热、调经止带的功效。

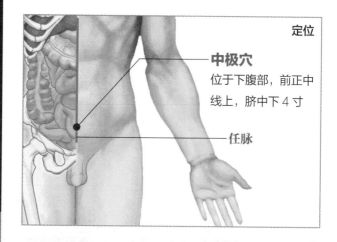

定位

中极穴
位于下腹部，前正中线上，脐中下4寸

任脉

简单取穴

在下腹部，前正中线上，从肚脐中央向下量取4寸处，即为中极穴。

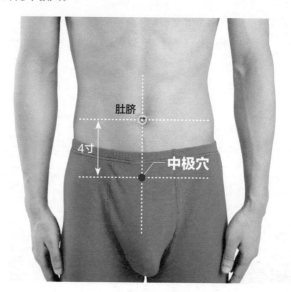

肚脐

4寸

中极穴

【温肾壮阳的性保健穴】

《铜人腧穴针灸图经》中提道："治五
淋，小便赤涩，失精，脐下结如覆杯，阳气
虚惫，疝瘕，水肿，奔豚抢心，甚则不得息，
恍惚，尸厥。"中极穴属任脉，是膀胱的募
穴，也是足太阴脾经、足少阴肾经、足厥阴
肝经、任脉的交会穴，主要用于泌
尿系统及生殖系统等部位的疾病
的治疗。经常按摩中极穴，对
于女性各种妇科疾病，以及
男性遗精、阳痿等性功能方
面的疾病，都有很好的调
理与保健作用。

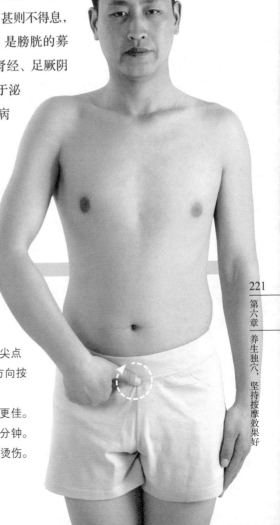

独穴按摩法

● 拇指指腹揉按中极穴，每次
1~3分钟，对男女性生殖系统均
有保健作用。

● 保健按摩时，先用右手中指指尖点
按中极穴半分钟，然后沿顺时针方向按
揉2分钟，以局部有酸胀感为度。

● 按摩后，如能配合艾灸，效果更佳。
艾灸时，用艾条悬灸此穴10~20分钟。
温度以体感能忍受为宜，注意不要烫伤。

灵台穴

扫码看灵台视频

益养心脏，修身养性

独穴按摩一步见效：专家视频演示版

《黄帝内经·素问》中说："灵台在第六椎节下间，督脉气所发，俯而取之。"灵，指心神；台，指居处。灵台穴是督脉的主要穴位之一，有清热化湿、益气补阳的功效。

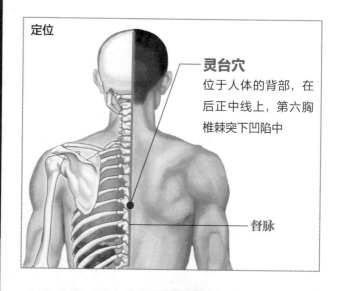

定位

灵台穴
位于人体的背部，在后正中线上，第六胸椎棘突下凹陷中

督脉

简单取穴

取穴时，两侧肩胛下角连线与后正中线相交处向上推1个椎体，其下缘凹陷处就是灵台穴。

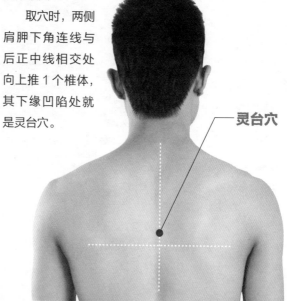

灵台穴

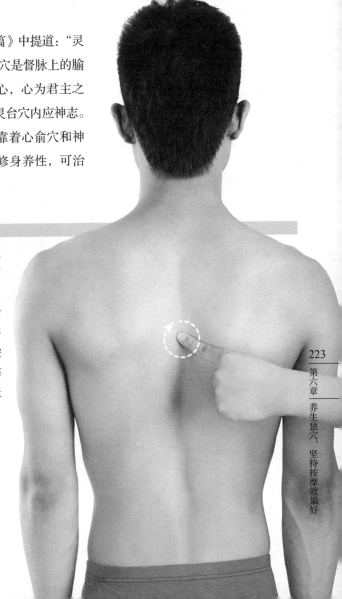

　　灵台穴是重要的治病穴位之一，是治疗咳嗽、支气管炎、哮喘、肺炎、肺结核等呼吸系统疾病的主要穴位。此外，它还可以治疗胃痛、疟疾、胆道蛔虫症等，对身热、脊背强痛、颈项僵硬、忧郁、失眠等也有特殊疗效。

【治疗一切神志病】

　　《庄子·桑庚楚篇》中提道："灵台者，心也。"灵台穴是督脉上的腧穴，位置上内应于心，心为君主之官，神明出焉，因此灵台穴内应神志。灵台穴在背部，紧靠着心俞穴和神道穴，能帮助人体修身养性，可治疗神志病。

独穴按摩法

● 经常用按摩槌在灵台穴处轻轻敲打，有益于心脏健康。

● 保健按摩时，用食指指腹按揉灵台穴并做环状运动，注意按压时力度要适中，每次按摩5分钟，每天按摩2次。

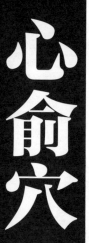

心俞穴

扫码看心俞视频

养心安神，心脏健康的守护神

独穴按摩一步见效：专家视频演示版

《黄帝内经·灵枢》中说："心俞在五焦（椎）之间。"心，指心脏；俞，指输注。心俞穴是足太阳膀胱经的主要穴位之一，有宽胸理气、通络安神的功效。

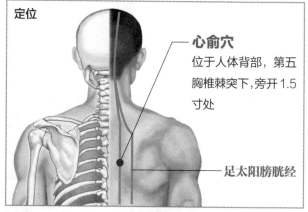

定位

心俞穴
位于人体背部，第五胸椎棘突下,旁开1.5寸处

足太阳膀胱经

简单取穴

先确定第七颈椎，再往下数5个突起的骨性标志，即为第五胸椎。在其棘突下，旁开1.5寸，即为心俞穴。

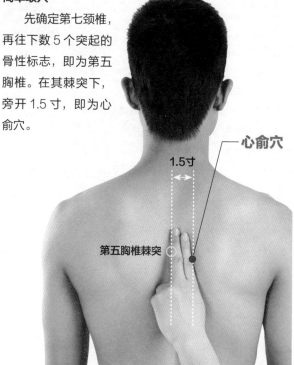

心俞穴

1.5寸

第五胸椎棘突

【主治病症】

心俞穴是重要的治病穴位之一,是治疗冠心病、心慌、心悸气短、心痛、风湿性心脏病、心房纤颤、心动过速等心脏疾病的主要穴位。此外,它还可以治疗失眠、健忘、呕吐、吐血、神经衰弱、肋间神经痛等,对精神分裂、癫痫等神志病也有特殊疗效。

【保护心脏和肝脏】

《外台秘要》中提道:"主寒热心痛,循循然与背相引而痛。"心俞穴是足太阳膀胱经上的腧穴,内应心脏,是心气转输之穴,主治心脏疾病。《黄帝内经·素问》中又提道:"热病气穴,五椎下间主肝热。"这说明心俞穴不仅保护着心脏,还能清热、理气、保护肝脏。心俞穴能消除心、肝过旺之气,使人保持心态平和,自然也能延年益寿。

独穴按摩法

● 让他人以双掌根分别按揉左右心俞穴,每次3~5分钟,每天2~3次,可缓解心惊气促、心动过速、心绞痛等心血管疾病的症状。

● 保健按摩时,用中指指腹按揉心俞穴,顺时针方向按揉2分钟,左右手交替,以局部产生酸胀感为佳。

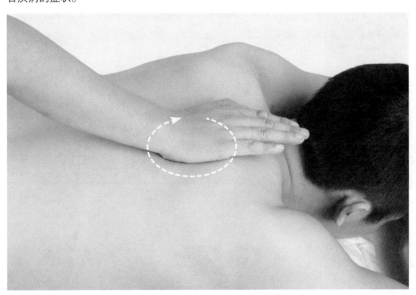

脾俞穴

《黄帝内经·灵枢》中说："脾俞在十一焦（椎）之间。"脾，指脾脏；俞，指输注。脾俞是足太阳膀胱经的主要穴位之一，有和胃健脾、升清利湿的功效。

增强消化功能

独穴按摩一步见效：专家视频演示版

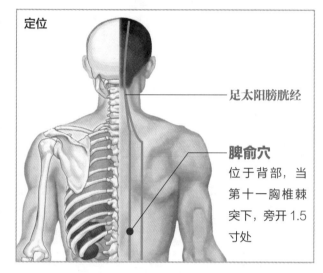

定位

足太阳膀胱经

脾俞穴

位于背部，当第十一胸椎棘突下，旁开 1.5 寸处

简单取穴

先确定第七胸椎（两侧肩胛骨下角水平连线对应的椎体就是第七胸椎），再向下数 4 个突起的骨性标志，此处为第十一胸椎。在其棘突之下，旁开 1.5 寸处，即为脾俞穴。

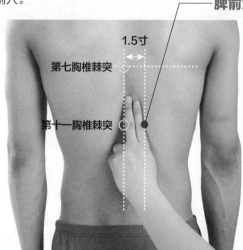

脾俞穴

1.5寸

第七胸椎棘突

第十一胸椎棘突

【主治病症】

　　脾俞穴是重要的治病穴位之一，是治疗腹胀、呕吐、腹泻、胃痛、不欲饮食、食不生肌、痃癖积聚、泄泻痢疾、痰疟寒热等胃肠疾病的主要穴位。此外，它还可以治疗四肢不收、虚劳、尿血、遗精、白浊、吐血、便血、喘息、腰背痛、神经性皮炎、小儿咳嗽、小儿发热等。

【远离胃肠疾病的养生大穴】

　　《备急千金要方》中提道："虚劳，尿血，白浊，灸脾俞百壮。泄痢食不消，不作肌肤，灸脾俞，随年壮。"脾俞穴是足太阳膀胱经上的腧穴，能调和脾胃，解湿热之气，消除肢体乏力、背痛等虚劳症状，是养生大穴，同时也是治疗胃肠疾病的要穴。脾俞穴有消滞、和胃、降逆之功效，经常按摩，还能加速肠道蠕动、防治便秘。

独穴按摩法

● 两手拇指按在左右两脾俞穴上（其余四指附着在肋骨上），按揉约 2 分钟，或捏空拳揉擦该穴位 30~50 次，擦至局部有热感为好。按摩此穴，能加速肠道蠕动，改善便秘。

● 保健按摩或吃饭没胃口时，不妨按按

脾俞穴，很快就会感觉到有点饿了。

● 按摩后，如能配合艾灸，效果更佳。艾灸时，点燃艾条的一端，悬于穴区上空施灸，上下左右移动熏烤 5~10 分钟。温度以体感能忍受为宜，注意不要烫伤。

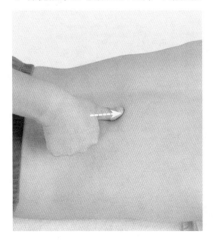
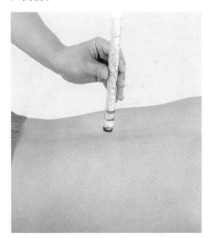

胃俞穴

养胃和胃，防治胃病

扫码看胃俞视频

　　《脉经论》中说："胃俞在背第十二椎。"胃，指胃腑；俞，指输注。胃俞穴是足太阳膀胱经的主要穴位之一，是胃的保健穴，可增强人体后天之本，有和胃健脾、理中降逆的功效。

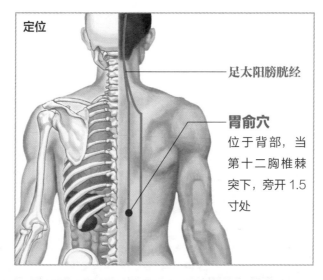

定位

足太阳膀胱经

胃俞穴
位于背部，当第十二胸椎棘突下，旁开1.5寸处

简单取穴

　　先确定第七胸椎（两侧肩胛骨下角水平连线对应的椎体就是第七胸椎），再向下数5个突起的骨性标志，此处为第十二胸椎。在其棘突之下，旁开1.5寸处，即为胃俞穴。

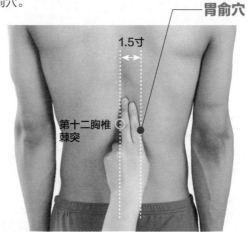

胃俞穴

1.5寸

第十二胸椎棘突

独穴按摩一步见效：专家视频演示版

【主治病症】

胃俞穴是重要的治病穴位之一，是治疗胃痛、呕吐、腹泻、痢疾、小儿疳积的主要穴位。

【简单按摩，防治急性肠胃炎】

《针灸甲乙经》中提道："胃中寒胀、食多身体羸瘦、腹中满而鸣、腹膜风厥、胸胁支满、呕吐、脊急痛、筋挛、食不下，胃俞主之。"胃俞穴是足太阳膀胱经上的腧穴，主治脾胃、腰脊部位的疾病。其中急性肠胃炎在夏季最为常见，中医认为，此病多由脾胃虚弱、胃肠湿热阻滞、胃部食物积滞等引起，与胃关系密切，因此可以通过按摩胃俞穴，起到化湿、消滞的作用，可有效防治急性肠胃炎。

独穴按摩法

● 急性肠胃炎时，用拇指轮流按揉双侧胃俞穴，逐渐用力，直至痛感减轻或消失后再渐渐减轻力道，继续按揉1~2分钟，巩固疗效。

● 保健按摩时，双手握拳，将拳背第2、第3掌指关节放于脾俞、胃俞上，适当用力揉按0.5~1分钟，有和胃降逆、健脾助运之功效。

● 按摩后，如能配合艾灸，效果更佳。艾灸时，将艾绒搓成黄豆大小的艾炷，直接放在穴位上点燃，熏烤该穴，每次灸5~7壮。温度以体感能忍受为宜，注意不要烫伤。

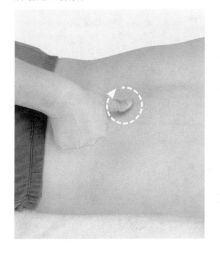

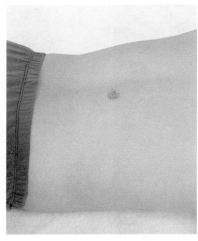

滋阴壮阳，护腰强肾

独穴按摩一步见效：专家视频演示版

《黄帝内经·灵枢》中说："（肾俞）在十四焦（椎）之间。"肾，指肾脏；俞，指输注。肾俞穴是足太阳膀胱经的主要穴位之一，有益肾助阳、强腰利水的功效。

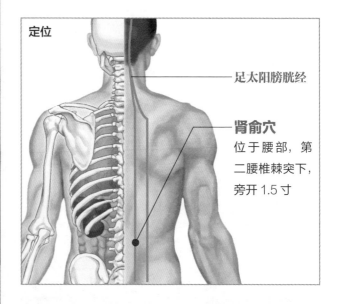

定位

足太阳膀胱经

肾俞穴
位于腰部，第二腰椎棘突下，旁开 1.5 寸

简单取穴

从第十二胸椎向下数 2 个突起的骨性标志，为第二腰椎，在其棘突之下旁开 1.5 寸处，即为肾俞穴。

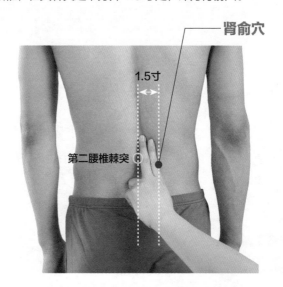

肾俞穴

1.5寸

第二腰椎棘突

扫码看肾俞视频

【主治病症】

肾俞穴是重要的治病穴位之一，是治疗肾炎、遗尿、尿路感染、阳痿、早泄、遗精、精液缺乏、腰酸腿痛、腰肌劳损、腰椎间盘突出症、下肢肿胀、月经不调等与肾相关的疾病的主要穴位。此外，它还可以治疗疲劳、肝肿大、耳鸣、耳聋等。

【肾脏的直接补药】

《针灸大成》中提道："主虚劳羸瘦，耳聋肾虚，水脏久冷，心腹膜满胀急，两胁满引少腹急痛。"肾俞穴位于足太阳膀胱经上，是肾气转输之地，可壮阳气、滋阴精，有利水、消肿、开窍之功用。按摩肾俞穴可在短时间内生发阳气、鼓动肾气，因此，肾俞穴可以直接滋补肾阳，改善肾虚。按摩肾俞穴是最有效也是最简单的补肾方法。

独穴按摩法

● 取站位或坐位，双手握空拳，双拳交替捶打两侧的肾俞穴约5分钟。长期坚持，可以强肾健体、护腰壮阳。

● 保健按摩时，双手食指按于两侧肾俞穴上，用力按揉30~50次；或握空拳揉擦该穴位30~50次，擦至局部有热感为佳。

● 每天按揉肾俞穴50~100次，可补肾强身。艾灸肾俞穴也是补肾有效的方法，每次灸5~15分钟，可治肾疾导致的腰痛、腿痛。

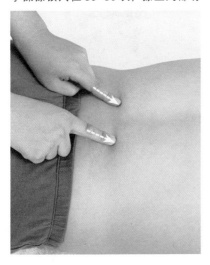
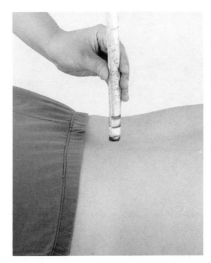

健脾和胃，养生要穴

独穴按摩一步见效：专家视频演示版

《黄帝内经·素问》中说："所谓三里者，下膝三寸也。"足，指穴位所在的部位为足部；三里，指在膝下3寸。足三里穴是足阳明胃经的主要穴位之一，是全身强壮穴，有健脾和胃、通经活络的功效，被誉为养生保健第一穴。

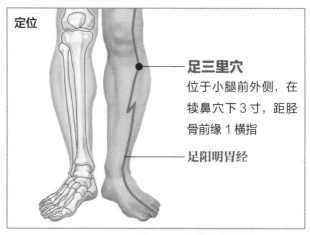

定位

足三里穴
位于小腿前外侧，在犊鼻穴下3寸，距胫骨前缘1横指

足阳明胃经

简单取穴

同侧手掌张开，虎口围住髌骨外上缘，其余四指向下，中指指尖处即是足三里穴。

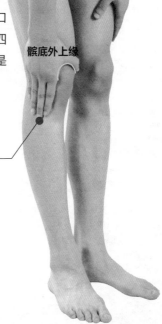

髌底外上缘

足三里穴

足三里穴是人体最重要的治病穴位之一，是治疗头痛、心脏病、胃下垂、食欲不振、便痢、腹部胀满、呕吐等的主要穴位。此外，它还可以治疗腿肿、膝和胫骨酸痛、神经痛、牙疼等，对羸弱、劳损、更年期障碍、皮肤粗糙等也有特殊疗效。

【肚腹三里留】

"肚腹三里留"是《四总穴歌》的首句，意思是三里穴善治肚腹部位的疾病。这里的"肚"指的是胃，"腹"泛指腹部其他脏腑。足三里穴是足阳明胃经上的腧穴，足阳明胃经属于胃，其循行过程中多处与胃相连。因此，足三里穴是治疗胃腑疾病的首选用穴。脾胃是后天气血生化之源，调理脾胃可以间接治疗腹部其他脏腑的疾病。

独穴按摩法

● 胃痛、胃胀时，用拇指用力按足三里穴，手指往上方使劲；如果是腹部正中感觉胀，用拇指往内按即可；当小腹有不适时，用拇指按住足三里穴，手指往下方使劲。

● 保健按摩时，坐在椅子上，两腿弯曲，两手张开握住腿部，用拇指指端分别点按两侧的足三里穴，以局部有酸胀感为佳，一按一松，连做 40 次。每天坚持按摩 1 次，可健脾养胃、强壮身体、提高免疫力。

● 按摩足三里穴后，如能配合艾灸，效果更佳。艾灸时，手持点燃的艾绒棒，在距离足三里穴约 1 厘米处施灸 15 分钟，温度以体感能忍受为宜，注意不要烫伤，可每日灸 1 次。

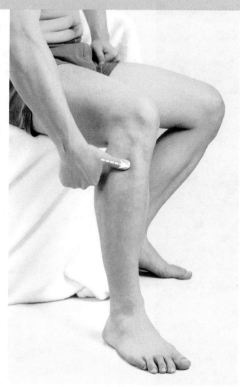

《黄帝内经·灵枢》中说："肝出于大敦……行于中封，中封，内踝之前一寸半，陷者之中。"中，指中间；封，指封藏。中封穴是足厥阴肝经的主要穴位之一，有清泻肝胆、通利下焦、舒筋通络的功效。

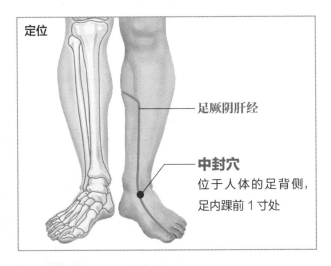

定位

足厥阴肝经

中封穴
位于人体的足背侧，
足内踝前 1 寸处

简单取穴

脚背伸直，在足背内侧有一条大筋，在大筋的内侧、足内踝前下方可触及一凹陷处，即为中封穴。

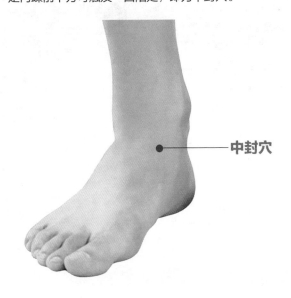

中封穴

　　中封穴是重要的治病穴位之一,是治疗疝气、阴茎痛、尿路感染、阳痿等男性疾病的主要穴位。此外,它还可以治疗传染性肝炎、胆囊炎、膀胱炎等,对小便不利、黄疸、胸腹胀满、腰痛等也有特殊疗效。

【专治男性疾病】

　　《圣济总录》中说:"中封二穴,金也,在足内踝前一寸,仰足取之陷中,伸足乃得之,足厥阴脉之所行也,为经,治疝,色苍苍振寒,少腹肿,食快快绕脐痛,足逆冷不嗜食,身体不仁,寒疝引腰中痛,或身微热,针入四分,留七呼,可灸三壮。"中封穴是足厥阴肝经五输穴的经穴,五行属金,主治前阴、肝脾及足厥阴肝经所过部位的疾病。

独穴按摩法

● 腰酸痛、精力不足时,用拇指指腹揉按中封穴,有酸、胀、痛的感觉。每次左右穴位各揉按3~5分钟,先左后右。

● 保健按摩时,用拇指指端用力按中封穴,每次3分钟,以有酸胀感为宜,可改善男性肾虚症状。

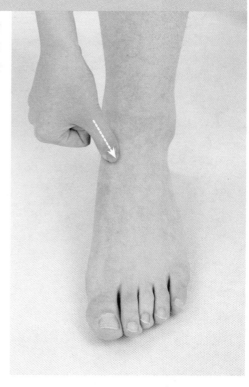

《黄帝内经·灵枢》中说："注于太溪，太溪，内踝之后，跟骨之上陷者中也，为输。"太，指甚大；溪，指溪流。太溪穴是足少阴肾经的主要穴位之一，是治疗与肾脏有关的一切疾病及踝关节疾病的重要腧穴，有滋阴益肾、壮阳强腰的功效。

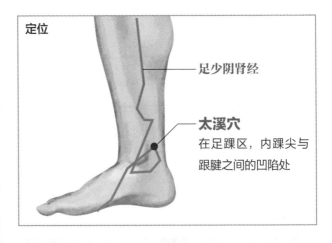

定位

足少阴肾经

太溪穴
在足踝区，内踝尖与跟腱之间的凹陷处

简单取穴

从脚后跟向上，在足踝后部可摸到粗大的肌腱，即为跟腱。内踝尖与跟腱之间的凹陷处即为太溪穴。

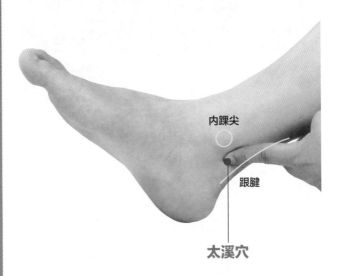

内踝尖

跟腱

太溪穴

太溪穴是重要的治病穴位之一，是治疗肾炎、膀胱炎、遗精、阳痿、早泄、性交疼痛、遗尿、小便频数等疾病的主要穴位。此外，它还可以治疗肺气肿、支气管炎、哮喘、慢性喉炎、扁桃体炎等，对神经衰弱、腰痛、脚踝疼痛、失眠、咯血等也有特殊疗效。

【温补肾阳，护肾要穴】

《医宗金鉴》中提道："消渴，房劳，妇人水蛊，胸胁胀满。"太溪穴是足太阴肾经的输穴和原穴，五行属土，主治前阴、肺胸、五官及足太阴肾经所过部位的疾病。太溪穴是肾的原穴，也就是足少阴肾经的源头，这里储藏着最丰富的肾经经气。刺激太溪穴能够激活整个肾的动力，虚可补阳，实可滋阴，是治疗肾病的第一要穴。经常按揉太溪穴，肾脏气血就会变得充足，有丰富的能量去维系肾脏的正常功能活动。

独穴按摩法

● 用拇指指腹由上往下刮太溪穴，每日早晚左右两次各刮1~3分钟，可缓解肾炎、膀胱炎、遗尿、遗精等症状。

● 保健按摩时，用拇指点压太溪穴约1分钟，然后顺时针方向按揉1分钟，逆时针方向按揉1分钟，以局部有酸胀感为佳。

● 按摩后，如能配合艾灸，效果更佳。艾灸时，将艾条的一端点燃，悬于该穴位上方2厘米高处来回移动熏烤约10分钟。温度以体感能忍受为宜，注意不要烫伤。

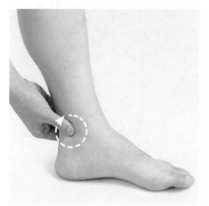

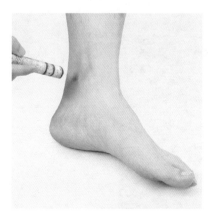

《黄帝内经·灵枢》说："肾出于涌泉。涌泉者，足心也，为井木也。"涌，外涌而出也；泉，泉水也。涌泉穴是足少阴肾经的重要穴位之一，也是人体的"长寿穴"之一，与脏腑、经络关系密切，具有滋肾益阴、平肝息风的功效，经常按摩可以滋润脏腑、促进血液循环。

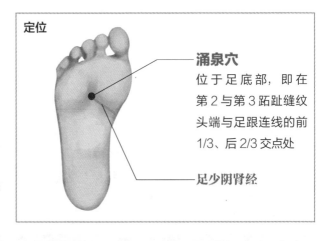

定位

涌泉穴

位于足底部，即在第 2 与第 3 跖趾缝纹头端与足跟连线的前 1/3、后 2/3 交点处

足少阴肾经

简单取穴

抬起脚，脚趾弯曲，足底最凹陷处，即为涌泉穴。或在脚掌中做一平分左右的正中线（去掉脚趾），再将该线三等分，前 1/3 与后 2/3 交点处，即为涌泉穴。

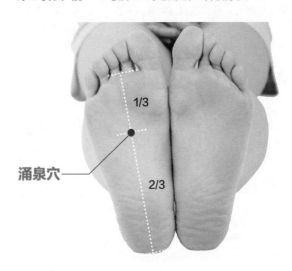

1/3

2/3

涌泉穴

238

扫码看涌泉视频

涌泉穴是人体肾经第一穴，可以用来治疗治疗肾脏病、阳痿、腰膝酸软、更年期综合征、失眠、神经衰弱、多眠症、高血压、晕眩、糖尿病等疾病。经常按摩涌泉穴可以从整体上调节人体新陈代谢、促进血液循环、活跃肾经内气、固本培元、延年益寿。

【强身长寿，防治百病】

俗话说："若要老人安，涌泉常温暖。"意思是按摩涌泉穴能滋养气血、补益肝肾，使老年人睡眠安稳、身体强健、不畏风寒。

涌泉穴是足少阴肾经的第一个穴位，足少阴肾经属肾，肾为先天之本，如果肾旺精足，人就能保持头脑清晰、思维敏捷、头发乌亮、性功能强盛。

独穴按摩法

● 用一侧的手轻握住另一侧脚，四指放在脚背上，用拇指的指腹从下往上推按穴位，有痛感。每日早晚左右两侧各推按 1~3 分钟，可以滋润脏腑、促进身心健康。

● 保健按摩时，用两手拇指从足跟向足尖搓涌泉穴约 1 分钟，然后按揉约 1 分钟，以脚心发热为佳。

● 按摩涌泉穴后，如能配合艾灸，效果更佳。艾灸时，将艾条的一端点燃，悬于穴位上 3 厘米高处，灸 15~20 分钟，以有热感为度。

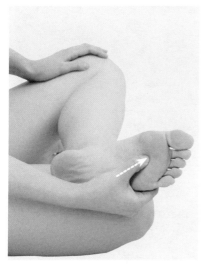
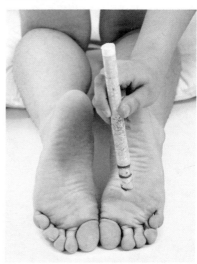

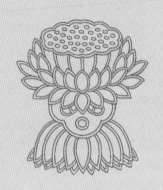